国家卫生和计划生育委员会"十三五"规划教材

江苏省高等卫生职业教育规划教材

供护理、助产专业用

儿科护理实训指导

主 审 雷 洁

主 编 徐利云

副主编 王苏平 黄 霞

编 者 (以姓氏笔画为序)

潘 秀 (江苏护理职业学院)

黄 霞 (淮安市妇幼保健院)

徐利云 (江苏护理职业学院)

钱丽冰 (江苏建康职业学院)

施阳宁 (盐城卫生职业技术学院)

武 江 (镇江市高等专科学校卫生护理学院)

周丽华 (盐城卫生职业技术学院)

李晶晶 (扬州市职业大学医学院)

朱竹青 (江苏护理职业学院)

王苏平 (盐城卫生职业技术学院)

王 平 (淮安市妇幼保健院)

人民卫生出版社

图书在版编目（CIP）数据

儿科护理实训指导 / 徐利云主编 . —北京：人民卫生出版社，2016

ISBN 978-7-117-22341-6

Ⅰ. ①儿…　Ⅱ. ①徐…　Ⅲ. ①儿科学 – 护理学 – 高等职业教育 – 教学参考资料　Ⅳ. ①R473.72

中国版本图书馆 CIP 数据核字（2016）第 063114 号

| 人卫智网 | www.ipmph.com | 医学教育、学术、考试、健康，购书智慧智能综合服务平台 |
| 人卫官网 | www.pmph.com | 人卫官方资讯发布平台 |

版权所有，侵权必究！

儿科护理实训指导

主　　编：徐利云
出版发行：人民卫生出版社（中继线 010-59780011）
地　　址：北京市朝阳区潘家园南里 19 号
邮　　编：100021
E - mail: pmph @ pmph.com
购书热线：010-59787592　010-59787584　010-65264830
印　　刷：三河市宏达印刷有限公司（胜利）
经　　销：新华书店
开　　本：787 × 1092　1/16　印张：5.5
字　　数：137 千字
版　　次：2016 年 6 月第 1 版　2017 年 8 月第 1 版第 2 次印刷
标准书号：ISBN 978-7-117-22341-6/R · 22342
定　　价：26.00 元

打击盗版举报电话：010-59787491　E-mail: WQ @ pmph.com
（凡属印装质量问题请与本社市场营销中心联系退换）

随着我国医药卫生事业和卫生职业教育事业的不断发展,高等卫生职业教育步入了"十三五"规划的谋划布局之年,"十三五"规划的发展理念成为了高等卫生职业教育改革发展的新指针。江苏省地处长三角重要战略位置,是我国经济社会发展和改革开放、创新发展最具代表性的区域之一。为了认真贯彻十八届三中、四中、五中全会精神,进一步推进"加快发展现代职业教育"的战略决策,积极落实"创新、协调、绿色、开放、共享"的新时期发展理念,按照教育部《高等职业教育创新发展行动计划(2015–2018年)》文件精神,人民卫生出版社经过前期充分的调研论证,启动了护理、助产专业江苏省高等卫生职业教育规划教材编写工作。

在本系列教材的调研、论证、组织、编写中,严格坚持人民卫生出版社规划教材建设的"三基五性三特定"基本原则,以规划教材质量控制体系作为教材编写质量保障的基石,将"创新"与"共享"作为编写工作的基本共识,把增强学生的创新精神和实践能力作为教材编写工作的重点,汇聚全省专家智慧与院校力量,在教材体系设计、内容构建与形式上做了一些尝试,成果有待检验。

为了在护理专业教育中落实创新人才培养的理念,本系列教材中设置《护理实践创新与科研》,以期在院校教育阶段就把"大众创业,万众创新"的理念根植于学生心中。同时,突出强化学生实践能力的培养,在设置《多站式护理综合实训》的基础上,护理核心课程教材均配套了相应的实训指导,全方位服务学生实践能力的培养。此外,在编写形式及配套网络增值服务资源体验方式上积极创新,在章节中设置了二维码,对应的重点、难点、考点、习题及PPT、视频等网络增值服务资源,可以通过扫描二维码在移动终端上共享,习题更是可以实现移动终端同步答题、评测与解析,为学生理解、巩固所学知识提供了全新的途径与独特的体验,"以学生为中心"的教材开发与建设理念得到了体现。

本系列教材首批组织编写34种,供高等卫生职业教育护理、助产学专业学生使用,将于2016年6月前陆续出版。

江苏省高等卫生职业教育规划教材目录

序号	教材名称	主审	主编	所供专业
1	医用化学	曹晓群	张威	供护理、助产专业用
2	护理伦理与法律法规	乔学斌	郝军燕	供护理、助产专业用
3	护理美学与礼仪	崔焱	王晓莉	供护理、助产专业用
4	人际沟通	汤琪春	王英姿	供护理、助产专业用
5	护理心理	徐成	邱萌	供护理、助产专业用
6	正常人体结构	方敏	米健	供护理、助产专业用
7	正常人体功能	常唐喜	于有江 王卉	供护理、助产专业用
8	病原生物与免疫学基础	季晓辉	杨朝晔 姜俊	供护理、助产专业用
9	病理与病理生理学	李跃华	丁凤云	供护理、助产专业用
10	护理药理学	徐红	叶宝华 秦红兵	供护理、助产专业用
11	护理学导论	崔焱	吕广梅	供护理、助产专业用
12	基础护理	丁亚萍	陆小兵 朱春梅	供护理、助产专业用
13	基础护理实训指导	丁亚萍	朱春梅 陆小兵	供护理、助产专业用
14	健康评估	许勤	罗惠媛	供护理、助产专业用
15	健康评估实训指导	林征	王春桃	供护理、助产专业用
16	内科护理	陈湘玉	陈丽云 陆红梅	供护理、助产专业用
17	内科护理实训指导	陆一春	王小娟 李锦萍	供护理、助产专业用
18	外科护理	熊彦	刘兴勇 方明明	供护理、助产专业用
19	外科护理实训指导	汤琪春	高薇 刘兴勇	供护理、助产专业用
20	妇产科护理	孙丽洲	马常兰 许红	供护理专业用
21	妇产科护理实训指导	张徐宁	高晓阳 马常兰	供护理专业用
22	儿科护理	蔡盈	王苏平	供护理、助产专业用

序号	教材名称	主审	主编	所供专业
23	儿科护理实训指导	雷　洁	徐利云	供护理、助产专业用
24	眼耳鼻咽喉口腔科护理	—	陈国富　高健铭	供护理、助产专业用
25	急危重症护理	郑瑞强	熊　彦　魏志明	供护理、助产专业用
26	多站式护理综合实训	陈　雁	夏立平　朱唯一	供护理、助产专业用
27	老年护理	刘世晴	许家仁	供护理、助产专业用
28	中医护理	曾庆琪	周少林	供护理、助产专业用
29	护理管理	顾则娟	何曙芝	供护理、助产专业用
30	社区护理	封苏琴	郁　沁	供护理、助产专业用
31	传染病护理	缪文玲	张万秋　严友德	供护理、助产专业用
32	营养与膳食	封苏琴	陈明远	供护理、助产专业用
33	康复护理	王蓓蓓	瞿礼华	供护理、助产专业用
34	护理实践创新与科研	霍孝蓉	吴　玲	供护理、助产专业用

前　言

　　本教材是江苏省高等卫生职业教育规划系列教材之一,供护理、助产专业使用。本教材遵循思想性、科学性、先进性、启发性和适用性相结合的原则,以培养高素质的技能型人才为目的,注重学生的职业技能培训,培养学生观察、分析和解决问题的能力,尤其是采用了图文并茂的方式,减轻了学生阅读的负担,增加阅读兴趣,形象、直观地展示操作要领。在体例上采用案例导入、知识链接、评分标准等内容板块,有效地实现了"教、学、做、评合一",拓展学生相关视野,提高学习效率。

　　本教材邀请了临床一线多名儿科护理专家和多家学校的儿科护理专业教师参与编写。在教材编写的启动前和编写过程中,曾通过各种渠道向全省儿科护理学教学的同行广泛征求意见和建议,认真听取和分析来自教学一线教师们的声音,从善如流。本教材的编写工作凝聚着全省儿科护理学同行的智慧和热心,在此致以诚挚的谢意!

　　由于编者的能力和水平有限,加之编写时间较紧迫,书中存在错误和疏漏之处在所难免,敬请读者和同仁批评指正!

徐利云

2015 年 1 月 5 日

目 录

实训一

一般测量

一般测量是对小儿体格生长发育、营养状况进行定期连续的测量,是小儿成长发育的评价指标。主要包括身高(长)、体重、头围、胸围、腹围、上臂围测量。

一、身高(长)测量

【临床案例】

王毛毛,男,8个月。体重8.1kg,身长69cm,一般情况良好。今天来社区卫生服务中心进行生长发育监测。

【实训目的与要求】

1. 评估小儿体格发育的状况。

2. 反映骨骼发育的重要指征。

【实训用物】

皮尺、测量板或测量桌,立位测量器或带有身高量杆的磅秤。

【操作流程】

1. 评估 评估小儿年龄、配合程度。

2. 准备 护士着装整齐,洗手,戴口罩。环境安静、安全、清洁,光线适宜,调节室温24~26℃,必要时屏风遮挡,请无关人员回避等。向小儿及家长解释测量身高的目的和过程,取得家长的理解和小儿的配合。

3. 操作

(1) 婴幼儿身长测量法

1) 脱去小儿的帽、鞋,使小儿仰卧于测量板的中线上,小儿的头顶部触及测量板的顶端,双手自然放于身体两侧。

2) 测量者左手按住小儿双膝使两腿伸直,右手推动滑板贴至双足底部,推板与小儿身体长轴呈90°,读出身长的厘米数,保留小数点后1位。(图1-1)

(2) 儿童身高测量法

1) 脱去鞋帽,小儿站立于测量器或有身高量杆的磅秤上。

2) 面向前,立正姿势站立,双眼平视正前方,头部居中保持直立,两臂自然下垂,足

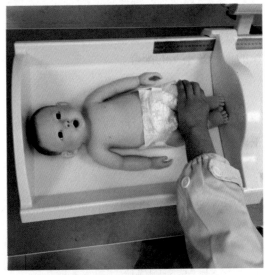

图1-1 婴幼儿身长测量

跟靠拢,足尖分开,约呈 60° 夹角,足跟、臀部、两肩胛和枕骨粗隆同时靠在量杆上。

3)推板至头顶,使推板与测量杆成 90°,读出身高的厘米数。

【注意事项】

1. 婴幼儿易动,推动滑板时动作应轻快,并准确读数。

2. 儿童立位测量时头部保持自立,眼眶下缘与耳孔上缘在同一水平线。

3. 立位测量时足跟、臀部、两肩胛、枕骨粗隆均同时紧贴测量杆。

4. 3 岁以下仰卧位测量身长,3 岁以上立位测量身高。

【知识链接】

身高(长)是指从头到足底的长度,包括头部、躯干和下肢的长度。年龄越小增长越快。正常新生儿出生时平均身高(长)50cm,第一年增长最快,约 25cm,第二年增长减慢,约 10cm,二周岁后身高(长)稳步增长,可用公式推算:2~12 岁身长的估计公式为:身高 = 年龄 ×7+75cm。

二、体重测量

【临床案例】

王毛毛,男,8 个月。体重 8.1kg,身长 69cm,一般情况良好。今天来社区卫生服务中心生长发育监测。

【实训目的与要求】

1. 为临床输液、给药量、奶量计算提供依据。

2. 评价小儿体格发育和营养状况,了解病情变化。

【实训用物】

根据小儿的年龄备好体重秤、垫巾、手消毒液、护理记录单。

【操作流程】

1. 评估　评估小儿年龄、配合程度、最近一次进食的时间和量。

2. 准备　护士着装整齐,洗手,戴口罩。环境安静、安全、清洁,光线适宜,调节室温 24~26℃,必要时屏风遮挡,请无关人员回避等。向小儿及家长解释测量体重需要排尿和脱去外衣,只着内衣裤进行测量,取得家长的理解及小儿的配合。

3. 操作

(1)婴儿体重测量法

1)电子婴儿体重秤接通电源,确认功能正常。查对小儿的姓名、性别、年龄。

2)将一次性垫巾铺在体重秤上,校正为零。

3)脱去婴儿衣服及尿布,将婴儿放于体重秤上,观察重量,准确读数(单位千克,保留小数点后 2 位。)(图 1-2)

(2)儿童体重测量法

1)将体重秤校正读数。

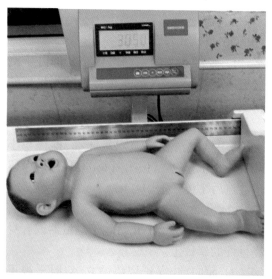

图 1-2　婴儿体重测量

2）小儿站于站板中央,两手自然下垂,不可接触其他物体或摇动,准确读数。

3）不合作或病重不能站立的小儿,由成人抱着小儿一起称体重,称后减去成人体重即得小儿体重。

【注意事项】

1. 称量体重应注意安全性和准确性。在晨起空腹排尿后或进食后 2 小时称量为佳,只穿内衣、内裤,衣服不能脱去时应除去衣服称量。

2. 每次测量应在同一磅秤,同一时间进行。

3. 测量时注意保暖,避免受凉。

4. 所测数值与前次差异较大时,应注意测量核对,小儿体重降低较多应报告医生。

【知识链接】

小儿体重是机体各器官、组织和体液的总质量,其构成的主要部分是液体、骨和关节、肌肉、脂肪、内脏。体重是反映小儿体格生长,尤其是营养状况的敏感指标。

推算体重的公式如下：

1~6 个月：体重（kg）= 出生体重（kg）+ 月龄 ×0.7（kg）

7~12 个月：体重（kg）=6（kg）+ 月龄 ×0.25（kg）

2~12 岁：体重（kg）= 年龄 ×2+8（kg）

三、头围测量

【临床案例】

王毛毛,男,8 个月。体重 8.1kg,身长 69cm,一般情况良好。今天来社区卫生服务中心进行生长发育监测。

【实训目的与要求】

1. 评价小儿脑和颅骨的发育。

2. 协助疾病的诊断。

【实训用物】

软尺、手消毒液、护理记录单。

【操作流程】

1. 评估　评估小儿年龄、配合程度。

2. 准备　护士着装整齐,洗手,戴口罩。环境安静、安全、清洁,光线适宜,调节室温 24~26℃,向小儿及家长解释测量头围的目的和过程,取得家长的理解及小儿的配合。

3. 操作

（1）测量者站于被测小儿的前方和右侧。

（2）将软尺的零点（即起始点）固定于头部一侧眉弓上缘。

（3）再将软尺紧贴头皮绕枕骨结节最高及另一侧眉弓上缘回至零点。（图 1-3）

（4）准确读精确数至 0.1cm。

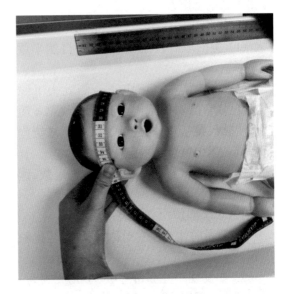

图 1-3　小儿头围测量

【注意事项】

1. 测量结果要精确到小数点后一位。

2. 测量用的软尺不能过于柔软,否则测出的数据可能会误差很大。

3. 测量时,手势不能过松或过紧,否则测出的数据也不会准确。

4. 脑积水、急性脑水肿小儿必要时应每日测量头围。

【知识链接】

1. 头围是经眉弓上方突出部、枕后结节绕头一周的长度。

2. 头围反映脑、颅骨的发育,头围过大见于脑积水、佝偻病;头围过小见于小头畸形。头围在 1 岁以内增长迅速。

3. 正常参考值:初生时头围约 34cm,1 岁时约 46cm,2 岁为 48cm,5 岁时约 50cm,15 岁以后 54~58cm。

四、胸围测量

【临床案例】

王毛毛,男,8 个月。体重 8.1kg,身长 69cm,一般情况良好。今天来社区卫生服务中心生长发育监测。

【实训目的与要求】

1. 评价胸廓、胸背肌肉、皮下脂肪及发育程度。

2. 协助疾病的诊断。

【实训用物】

软尺、手消毒液、护理记录单。

【操作流程】

1. 评估　评估小儿年龄、配合程度、胸廓有无畸形。

2. 准备　护士着装整齐,洗手,戴口罩。环境安静、安全、清洁,光线适宜,调节室温 24~26℃,必要时屏风遮挡,请无关人员回避等。向小儿及家长解释测量胸围的目的和过程,取得家长的理解及小儿的配合。

3. 操作

(1) 协助取卧位或立位,两手自然平放或下垂。

(2) 将软尺零点固定于一侧乳头下缘(乳腺已发育的女孩,固定于胸骨中线第 4 肋间),使软尺接触皮肤,经两肩胛骨下缘绕胸部一周。(图 1-4)

(3) 取平静呼吸,呼吸时的中间度数,读数精确至 0.1cm。

【注意事项】

1. 测量时注意左右对称,软尺轻轻接触皮肤。

2. 如发现小儿异常呼吸、小儿哭闹时,不要勉强测量。

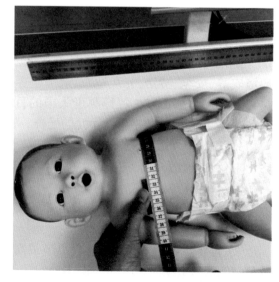

图 1-4　小儿胸围测量

3. 读数应该是呼气和吸气时的厘米数,然后取平均数值。

五、腹围测量

【临床案例】

王毛毛,男,8个月。体重8.1kg,身长69cm,一般情况良好。今天来社区卫生服务中心生长发育监测。

【实训目的与要求】

1. 评价腹部皮下脂肪及发育程度。

2. 协助疾病的诊断。

【实训用物】

软尺、手消毒液、护理记录单。

【操作流程】

1. 评估　评估小儿年龄、配合程度。

2. 准备　护士着装整齐,洗手,戴口罩。环境安静、安全、清洁,光线适宜,调节室温24~26℃,必要时屏风遮挡,请无关人员回避等。向小儿及家长解释测量腹围的目的和过程,取得家长的理解和及小儿的配合。

3. 操作

(1) 协助取卧位,两手自然平放。

(2) 将软尺零点固定于剑突到脐的中点(儿童固定于脐),使软尺接触皮肤,绕腹部一周。(图1-5、图1-6)

(3) 取平静呼吸,呼吸时的中间度数,读数精确至0.1cm。

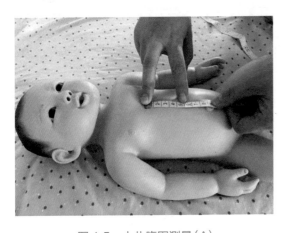 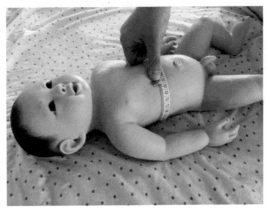

图1-5　小儿腹围测量(A)　　　　图1-6　小儿腹围测量(B)

【注意事项】

1. 测量时注意左右对称,软尺轻轻接触皮肤。

2. 如发现小儿异常呼吸、小儿哭闹时,不要勉强测量。

3. 读数应该是呼气和吸气时的厘米数,然后取平均数值。

六、上臂围测量

【临床案例】

王毛毛,男,8个月。体重8.1kg,身长69cm,一般情况良好。今天来社区卫生服务中心生长发育监测。

【实训目的与要求】

1. 评价上臂骨骼、肌肉、皮下脂肪及发育程度。

2. 评价婴儿营养状况。

【实训用物】

软尺、手消毒液、护理记录单。

【操作流程】

1. 评估　评估小儿年龄、配合程度。

2. 准备　护士着装整齐,洗手,戴口罩。环境安静、安全、清洁,光线适宜,调节室温24~26℃,必要时屏风遮挡,请无关人员回避等。向小儿及家长解释测量上臂围的目的和过程,取得家长的理解和及小儿的配合。

3. 操作

(1) 协助取卧位或坐位,两手自然平放或下垂。

(2) 将软尺零点固定于肩峰到尺骨鹰嘴的中点,使软尺接触皮肤,绕上臂一周。(图1-7、图1-8)

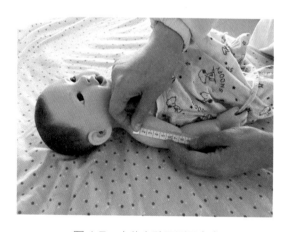

图1-7　小儿上臂围测量(A)

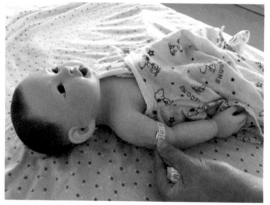

图1-8　小儿上臂围测量(B)

【注意事项】

1. 测量时注意左右对称,软尺轻轻接触皮肤。

2. 如发现小儿异常呼吸、小儿哭闹时,不要勉强测量。

【考核标准】

表 1-1　一般测量考核标准(100 分)

项目		分值	考评内容及要求	评分等级			得分	存在问题
				A	B	C		
素质要求		5	衣帽整洁、举止大方、语言恰当、态度和蔼	5	4	3		
评估	小儿	3	核对小儿姓名	1	0	0		
			评估小儿身心状况、合作程度	1	0	0		
			评估小儿最近一次进食的时间和量、胸廓有无畸形	1	0	0		
	环境	2	室温适宜、光线充足、整洁安静	2	1	0		
准备	操作者	1	修剪指甲、洗手、戴口罩	1	0	0		
	用物	1	备齐用物	1	0	0		
	环境	1	环境安静、安全、清洁,光线适宜,调节室温 24~26℃,必要时屏风遮挡,请无关人员回避	1	0	0		
	小儿及家长	2	向小儿及家长解释测量的目的和过程	2	1	0		
实施	核对解释	5	再次核对小儿姓名、年龄,解释监测生长发育的重要意义	5	3	0		
	婴幼儿身长测量	5	脱去小儿的帽、鞋,使小儿仰卧于测量板的中线上,小儿的头顶部触及测量板的顶端,双手自然平伸	5	4	3		
		5	测量者左手按住小儿双膝使两腿伸直,右手推动滑板贴于双足底部,推板与小儿身体长轴呈 90°,读出身长的厘米数,精确数至 0.1cm	5	4	3		
	婴儿体重测量	5	电子婴儿体重秤接通电源,确认功能正常,将一次性垫巾铺在体重秤上,校正为零	5	4	3		
		5	脱去婴儿衣服及尿布,将婴儿放于体重秤上,观察重量,准确读数,精确数至 0.01kg	5	4	3		
	小儿头围测量	5	测量者站于被测小儿的前方和右侧。将软尺的零点(即起始点)固定于头部一侧眉弓上缘	5	4	3		
		5	再将软尺紧贴头皮绕枕骨结节最高及另一侧眉弓上缘回至零点,准确读数,精确数至 0.1cm	5	4	3		

续表

项目		分值	考评内容及要求	评分等级 A	B	C	得分	存在问题
实施	小儿胸围测量	3	协助取卧位或立位,两手自然平放或下垂	3	2	1		
		7	将软尺零点固定于一侧乳头下方(乳腺已发育的女孩,固定于胸骨中线第4肋间),使软尺接触皮肤,经两肩胛骨下缘绕胸部一周。取平静呼吸,呼吸时的中间度数,读数精确至0.1cm	7	5	3		
	小儿腹围测量	3	协助取卧位,两手自然平放	3	2	1		
		7	将软尺零点固定于脐到剑突的中点,使软尺接触皮肤,绕腹部一周。取平静呼吸,呼吸时的中间度数,读数精确至0.1cm	7	5	3		
	小儿上臂围测量	3	协助取卧位或坐位,两手自然平放或下垂	3	2	1		
		7	将软尺零点固定于肩峰到尺骨鹰嘴的中点,使软尺接触皮肤,绕上臂一周,读数精确至0.1cm	7	5	3		
	操作后处理	5	协助小儿穿好衣物	3	2	1		
			洗手,记录	2	1	0		
评价	家长及小儿	5	家长理解生长发育监测的目的与重要性	3	2	1		
			小儿配合测量	2	1	0		
	操作者	5	评估全面,方法正确、动作轻巧	3	2	1		
			关心小儿,沟通有效	2	1	0		
提问		5	各年龄阶段身长、体重、头围的参考值	3	2	1		
			生长发育监测的重要意义	2	1	0		

注:A级评分等级表示动作熟练、规范、无漏缺,与小儿及家长沟通自然;B级表示动作欠熟练、规范,有1~2处漏缺,与小儿及家长沟通不自然;C级表示动作不熟练,有3~4处漏缺,与小儿及家长无沟通。

(周丽华)

实训二

一 般 护 理

一、约束法

【临床案例】

乐乐,男,6个月。因"抽搐3次"入院,烦躁不安,需进行肢体约束。

【实训目的与要求】

1. 学会婴幼儿各种约束法。

2. 保证婴幼儿的安全及治疗护理操作的顺利进行。

3. 关心爱护婴幼儿,体现爱婴观念。

【实训用物】

大单或大毛巾、约束带、夹板、沙袋或水袋、胶布。

【操作流程】

1. 评估 评估患儿的病情,肢体活动度及约束部位的皮肤情况。

2. 准备 物品准备:根据患儿约束的部位准备物品。

护士准备:仪表符合要求,修剪指甲,洗手,戴口罩。做好家长的解释沟通工作,取得理解和配合。

3. 操作

(1) 核对患儿床号、姓名、住院号,告知家长约束的目的。

(2) 全身约束法

1) 将大单折成自患儿肩至踝的宽度,将患儿抱置于中间。

2) 将患儿右边的被单紧包右侧上肢、躯干和双腿,由身体前面卷至对侧腋下,压于身后。(图2-1)

3) 将患儿左侧被单,由身体前卷至右侧压于身后,必要时用带子固定。(图2-2)

(3) 手或足约束法:

1) 约束带法:让患儿仰卧于床上,或维持一舒适的姿势,用约束带布端平整缠绕于手腕部或踝部,布带打结后系于床栏杆上,松紧度以手或足不易脱出且不影响血液循环为宜。(图2-3)

2) 夹板法:选择适合患儿四肢关节的夹板,以患部或关节部为中心,在其上下肢用

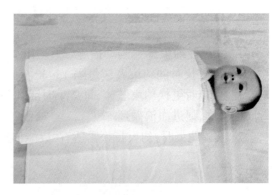

图2-1 全身约束法(A)

9

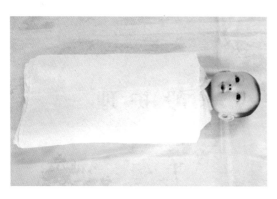

图 2-2 全身约束法（B）

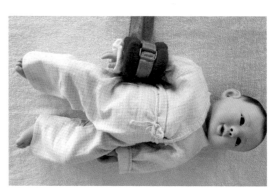

图 2-3 手足约束法

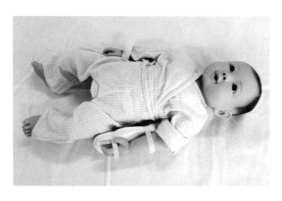

图 2-4 夹板约束法

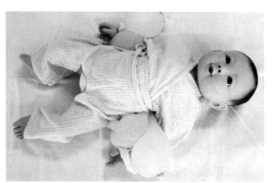

图 2-5 水袋约束法

胶布或绷带固定。(图 2-4)

　　3) 沙袋(水袋)约束法:根据需约束部位的不同而决定沙袋的放置位置。固定头部,防止转动,两个沙袋呈"人"字,放在头部;需侧卧时,将沙袋放于患儿背后,避免其翻身。固定肢体时,放肢体两侧。(图 2-5)

　　4. 评价　操作正确,达到约束目的,患儿舒适,定时放松。

【注意事项】

1. 包扎松紧适宜,过紧可损伤皮肤,影响血液循环,过松失去约束意义。

2. 定时松解,随时观察局部皮肤血液循环状况,避免损伤。

3. 保证患儿姿势舒适,并适时变动姿势,防止疲劳,约束时肢体处于功能位。

【知识链接】

1. 保护性约束属于制动措施,故使用时间不宜过长,病情稳定或治疗结束后应及时解除约束,需较长时间约束者应每隔 15~30 分钟观察约束部位的末梢循环情况以及约束带的松紧程度,定时更换约束肢体,每 2 小时活动肢体或放松一次,发现异常及时处理,必要时进行局部按摩,促进血液循环。

2. 实施约束时,约束带松紧适宜,以能伸进 1~2 手指为原则。

【考核标准】

表 2-1　约束法操作考核标准（100 分）

项目		分值	考评内容及要求	评分等级			得分	存在问题
				A	B	C		
素质要求		5	衣帽整洁、举止大方、语言恰当、态度和蔼	5	4	3		
评估	患儿	8	核对患儿姓名、床号、住院号	2	1	0		
			了解患儿病情、意识、肢体活动度	3	2	1		
			约束部位的皮肤情况	3	2	1		
	约束用具	2	评估约束用具的安全性	2	1	0		
准备	操作者	2	修剪指甲、洗手、戴口罩	2	1	0		
	用物	4	备齐用物：约束带、大单、沙袋、夹板	4	3	2		
	环境	2	室温适宜、光线充足、整洁安静、周围环境安全	2	1	0		
	家长	2	向家长解释约束的目的	2	1	0		
实施	操作流程	5	再次核对患儿姓名、床号、住院号	3	2	1		
			告知家长约束的配合技巧	2	1	0		
		20	一、手或足约束带法：让患儿仰卧于床上，或维持一舒适的姿势	5	3	1		
			取适宜长度的约束带布端平整缠绕于手腕部或踝部，布带打结	5	3	1		
			将结拉紧，松紧度以手或足不易脱出且不影响血液循环为宜	5	3	1		
			将带子系于床栏杆上	5	3	1		
		20	二、全身约束法：让患儿仰卧于床上，或维持一舒适的姿势	5	3	1		
			将大单折成自患儿肩至踝的宽度，将患儿抱置于中间	5	3	1		
			将患儿右边的被单紧包右侧上肢、躯干和双腿，由身体前面卷至对侧腋下，压于身后	3	2	1		
			将患儿左侧被单，由身体前卷至右侧压于身后	2	1	0		
			如患儿活动剧烈，可用布带固定	5	3	1		
		5	记录约束部位、开始时间	3	2	1		
			向家长交代约束的注意事项	2	1	0		

续表

项目		分值	考评内容及要求	评分等级			得分	存在问题
				A	B	C		
实施	操作后处理	5	协助患儿取舒适卧位	1	0	0		
			清理用物,整理床单元	2	1	0		
			洗手,记录	2	1	0		
评价	患儿	6	包扎松紧适宜,定时观察局部皮肤血液循环状况	3	2	1		
			避免皮肤损伤,必要时进行局部按摩	3	2	1		
	操作者	4	操作熟练、轻柔,方法正确	4	3	2		
提问		10	使用约束带的注意事项	5	3	1		
			对相关知识能熟练回答	5	3	1		

注:A 级评分等级表示动作熟练、规范、无漏缺,与患儿及其母亲沟通自然;B 级表示动作欠熟练、规范,有 1~2 处漏缺,与患儿及其母亲沟通不自然;C 级表示动作不熟练,有 3~4 处漏缺,与患儿及其母亲无沟通。

（黄　霞）

二、更换尿布(裤)

【临床案例】

张宝宝,女,15 天,因"皮肤黄染 3 天"住院治疗,喂奶后 3 小时需更换尿裤。

【实训目的与要求】

1. 学会婴儿尿布(裤)更换方法。

2. 保持床铺整洁。

3. 关心爱护婴儿,避免着凉。

【实训用物】

尿布或纸尿裤、盆、温水、消毒后小毛巾或一次性柔巾、臀部皮肤护理和治疗药物。(图 2-6)

【操作流程】

1. 评估　评估婴儿喂奶时间,臀部皮肤情况、大小便的性状。

2. 准备　环境准备:温度适宜,24~26℃适宜,避免对流风。护士准备:着装整洁,修剪指甲,洗手,戴口罩。

3. 操作

(1)携用物至床旁,解开包被或打开温箱门,解开尿裤,露出臀部,以原尿裤上端两角洁净处轻拭会阴及臀部,并以此盖上污湿部分垫于臀部下方。(图 2-7)

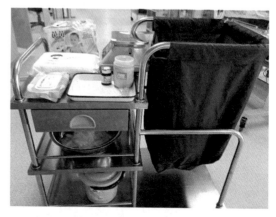

图 2-6　用物准备

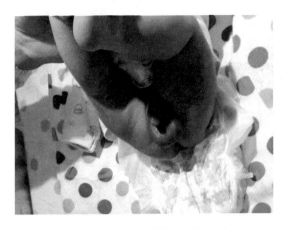

图 2-7 打开污尿裤垫于臀部下方

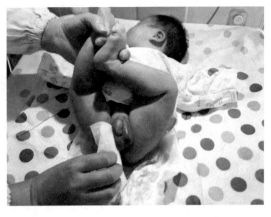

图 2-8 清洗臀部

（2）如有大便，用温水洗净，轻轻吸干。（图 2-8）

（3）一手轻轻提起双足，另一手取下污尿裤，再将清洁纸尿裤垫于臀下。放下双足，将尿裤的末端折叠于腹部，不可覆盖到脐部，松紧适宜，拉平衣服，整理床铺。（图 2-9）

（4）洗手，必要时称重，做好记录。

4. 评价 操作正确，动作轻柔，床单元整洁，婴儿未受凉。

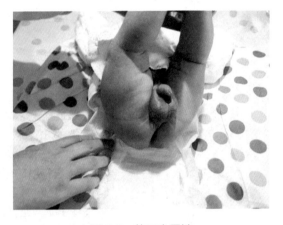

图 2-9 垫干净尿裤

【注意事项】

1. 动作迅速，减少皮肤暴露时间，避免着凉。

2. 动作轻柔，避免引起或加重皮肤破损。

3. 如用尿布，男婴前方尿布双层，女婴后方尿布双层，避免污染脐部。

4. 尿裤松紧适宜，过松或过紧均易引起大小便外溢污染衣服。

【知识链接】

1. 红臀的分度

根据皮肤受损程度分为：

轻度：表皮潮红；

重度：重Ⅰ度：局部皮肤潮红，伴有皮疹；

重Ⅱ度：除以上表现外，并有皮肤破损、脱皮；

重Ⅲ度：局部大片糜烂或表皮剥脱，有时可继发细菌或真菌感染。

2. 红臀的护理方法：

轻度红臀，涂鞣酸软膏；

重Ⅰ、Ⅱ度红臀，涂鱼肝油软膏；

重Ⅲ度红臀，涂鱼肝油软膏，继发细菌或真菌感染时，可用含有效碘 500mg/L 的消毒液冲洗吸干，然后涂咪康唑霜，用至局部感染控制。

【考核标准】

表2-2　更换尿布(裤)操作考核标准(100分)

项目		分值	考评内容及要求	评分等级			得分	存在问题
				A	B	C		
素质要求		5	衣帽整洁、举止大方、语言恰当、态度和蔼	5	4	3		
评估	婴儿	8	核对婴儿床号、姓名	2	1	0		
			喂奶时间	3	2	1		
			臀部皮肤情况、大小便性状	3	2	1		
	环境	2	室温适宜、整洁安静	2	1	0		
准备	操作者	1	修剪指甲、洗手、戴口罩	1	0	0		
	用物	1	备齐用物	1	0	0		
	环境	1	安静、整洁,酌情关门窗、调节室温	1	0	0		
	婴儿	2	与婴儿温情交流	2	1	0		
实施	更换尿布(裤)流程	5	洗手	2	1	0		
			核对婴儿床号、姓名、住院号	3	2	1		
		45	解开包被或打开温箱门	5	4	3		
			解开尿裤,露出臀部,以原尿裤上端两角洁净处轻拭会阴及臀部	10	6	4		
			并以此盖上污湿部分垫于臀部下方	5	4	3		
			一手轻轻提起双足,另一手取下污尿裤,再将清洁尿裤垫于臀下	10	6	4		
			放下双足,将尿裤的末端折叠于腹部,不能覆盖到脐部,松紧适宜,拉平衣服	10	6	4		
			涂以鞣酸软膏类制剂保护臀部皮肤,有破损或感染时根据情况用药	5	4	3		
	操作后处理	10	协助婴儿取舒适体位	4	3	2		
			清理用物,整理床单元	4	3	2		
			洗手,记录	2	1	0		
评价	婴儿	5	更换尿布(裤)后婴儿舒适安静	3	2	1		
			婴儿未出现吐奶现象	2	1	0		
	操作者	5	评估全面、方法正确、动作轻巧	3	2	1		
			关心婴儿,有爱伤观念	2	1	0		
提问		10	红臀的护理方法	5	3	1		
			对相关知识能熟练回答	5	3	1		

　　注:A级评分等级表示动作熟练、规范、无漏缺,与婴儿交流自然;B级表示动作欠熟练、规范,有1~2处漏缺,与婴儿交流不自然;C级表示动作不熟练,有3~4处漏缺,与婴儿无交流。

(黄　霞)

三、留取尿标本

【临床案例】

婷婷,女,20天。因"咳嗽3天"入院。入院后医嘱予尿常规检验,需留取尿标本。

【实训目的与要求】

1. 学会婴幼儿各种尿标本留取方法。

2. 护士操作正确,及时留取各种尿标本。

3. 关心爱护婴幼儿。

【实训用物】

检验条形码、试管、婴幼儿尿液收集袋或玻璃瓶、清洁手套、手消毒剂。

【操作流程】

1. 评估　婴幼儿的病情、合作程度等情况。

2. 准备　环境:光线适宜、环境整洁。

　　　　　护士:着装整洁、修剪指甲、洗手、戴口罩。

3. 操作

(1) 核对医嘱和条形码,核对婴幼儿床号、姓名、住院号,告知婴幼儿及家长留取尿液的目的。

(2) 协助婴幼儿取舒适体位,收集尿标本。

1) 常规检查:女婴使用婴儿尿液收集袋,将袋口护胶纸撕去,然后将护胶纸下的粘合胶对准会阴贴紧,避免有缝隙,以免尿液漏出(图2-10)。待袋内有尿后,取下尿袋,取适量尿液置入试管,及时送检。男婴将清洁、干燥的玻璃瓶用2条胶布固定在会阴部,将男婴阴茎放于瓶内,待瓶内有尿液后取适量置于试管内送检。(图2-11)

2) 24小时尿标本:备好带盖的大容器,贴上标签,嘱婴幼儿于晨7时排空膀胱后开始留尿,将24小时尿均留于容器中,为防止尿液久放变质,根据检查项目不同加入相应的防腐剂,次晨7时排完最后一次尿,收集全部尿液并记录总量,从中抽取适量尿液至试管内送检,

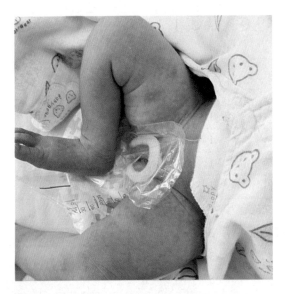

图2-10　女婴尿液收集袋留取

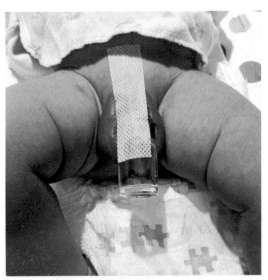

图2-11　男婴尿液尿瓶留取

并在标签上注明 24 小时所留尿液的总量。

(3) 再次核对标本信息,确认采集时间。

(4) 整理用物,洗手,记录。

4. 评价 操作正确,动作轻柔,标本留取方法正确,标本无污染。

【注意事项】

1. 尿常规标本不少于 5ml,对于留尿困难的婴幼儿(如尿路感染者、新生儿等)不少于 3ml,生化项目标本不少于 2ml。

2. 收集尿液过程中应避免粪便的污染。

3. 尿常规标本留尿后 2 小时内送检,不能立即送检的标本应放在 2~8℃冰箱保存,但不得超过 6 小时,其他尿标本,留取后当天送检。

【知识链接】

1. 小儿尿量个体差异较大。新生儿生后 48 小时正常尿量每小时 1~3ml/kg,婴儿每日尿量为 400~500ml,幼儿为 500~600ml,学龄前小儿 600~800ml,学龄期小儿 800~1400ml。学龄期小儿每日尿量少于 400ml,学龄前小儿少于 300ml,婴幼儿少于 200ml,即为少尿。每日尿量少于 50ml 为无尿。新生儿每千克体重少于 1ml/ 小时即为少尿,少于 0.5ml/ 小时即为无尿。

2. 正常清洁新鲜尿液离心后沉渣镜检,红细胞 <3 个 /HP,白细胞 <5 个 /HP,管型一般不出现。12 小时尿细胞计数(Addis 计数)蛋白含量 <50mg,红细胞 <50 万,白细胞 <100 万,管型 <5000 个。

【考核标准】

表 2-3 留取尿标本操作考核标准(100 分)

项目		分值	考评内容及要求	评分等级			得分	存在问题
				A	B	C		
素质要求		5	衣帽整洁、举止大方、语言恰当、态度和蔼	5	4	3		
评估	家长和婴幼儿	8	核对婴幼儿床号、姓名、住院号	2	1	0		
			婴幼儿的合作程度	3	2	1		
			婴幼儿的病情	3	2	1		
	环境	2	室温适宜、整洁安静	2	1	0		
准备	操作者	1	修剪指甲、洗手、戴口罩	1	0	0		
	用物	1	备齐用物	1	0	0		
	环境	1	安静、整洁,酌情关门窗、调节室温	1	0	0		
	家长和婴幼儿	2	向家长解释留取尿标本目的	1	0	0		
			安抚婴幼儿,与婴幼儿轻声交流	1	0	0		
实施	核对解释	5	核对医嘱和条形码、核对婴幼儿	2	1	0		
			向家长讲解配合的技巧	3	2	1		
	清洁	5	洗手	5	3	0		

续表

项目		分值	考评内容及要求	评分等级			得分	存在问题
				A	B	C		
实施	流程	40	协助婴幼儿取舒适体位	5	4	3		
			婴幼儿使用尿液收集袋,将圆孔对准会阴贴紧	8	6	4		
			松兜尿布,留尿	8	6	4		
			将适量尿液置入试管,及时送检	9	6	4		
			再次核对标本信息	5	4	3		
			确认采集时间,送检	5	4	3		
	操作后处理	10	整理好衣物,协助婴幼儿取合适体位	4	3	2		
			清理用物,整理床单元	4	3	2		
			洗手,记录	2	1	0		
评价	家长和婴幼儿	5	家长理解留取标本的意义,对护士操作满意	2	1	0		
			留取标本顺利,未发生皮肤损伤,体位舒适	3	2	1		
	操作者	5	评估全面,方法正确、动作轻巧	3	2	1		
			关心婴幼儿和家长,沟通有效	2	1	0		
提问		10	24 小时尿标本的留取方法	5	3	1		
			对相关知识能熟练作答	5	3	1		

注:A级评分等级表示动作熟练、规范、无漏缺,与家长及婴幼儿沟通自然;B级表示动作欠熟练、规范,有1~2处漏缺,与婴幼儿及家长沟通不自然;C级表示动作不熟练,有3~4处漏缺,与婴幼儿及家长无沟通。

(黄　霞)

四、小儿喂药

【临床案例】

王毛毛,男,7个月,因"发热3天"入院,体温:39.0℃,入院后医嘱予"布洛芬混悬液"4ml口服。

【实训目的与要求】

1. 学会患儿口服给药方法。

2. 能对家长进行有效指导,让其学会服药的方法,并了解相关注意事项。

3. 能关心体贴患儿及家长,进行有效沟通,增进护患感情。

【实训用物】

口服药、服药单、药杯或婴儿喂药器(图2-12)、弯盘、发药车、小毛巾手消毒剂。

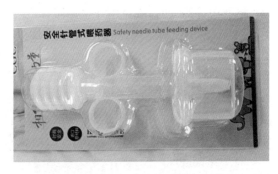

图2-12　婴幼儿喂药器

【操作流程】

1. 评估 评估患儿年龄、体重、病情、过敏史、用药史、不良反应、合作程度等,吞咽能力,有无口腔或食管疾患,有无恶心、呕吐等;治疗方案和药物性质等。

2. 准备 环境清洁,安静、光线适宜。护士着装规范,洗手,戴口罩,备齐用物。向患儿及家长告知口服药的名称、作用,给药时的注意事项,取得配合。

3. 操作

(1) 核对医嘱单、服药单,根据患儿情况准备药物,携用物至患儿床边。

(2) 核对患儿床号、姓名、住院号。

(3) 核对药名、浓度、剂量、方法和时间,检查药物有效期、包装完整度、药物性质等。

(4) 根据年龄、病情等提供合适的给药方法。

1) 年长儿:协助患儿服药。

2) 婴幼儿:适度抬高患儿头部使其头偏向一侧,用小毛巾围于患儿颈部。操作者左手固定患儿(必要时固定前额并轻捏其双颊),右手拿喂药器吸取药液从患儿嘴角倒入口内,并停留片刻,直至其咽下药物(图2-13)。顺利服药后常规喂少许温开水或糖水。

(5) 喂药后再次核对患儿信息和药物信息。

(6) 协助患儿取安全和舒适体位。

(7) 观察患儿服药效果及不良反应。

(8) 整理用物,洗手,记录。

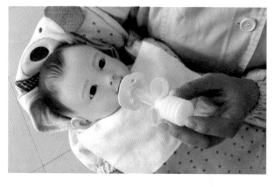

图 2-13 患儿喂药

4. 评价 严格执行三查七对制度,药物剂量准确。

【注意事项】

1. 对较大患儿应鼓励其自己吃药,指导患儿将药片放于舌中后部,然后用温开水送服。护士应在患儿服药后离去,以免发生误服或隐瞒不服等情况。患儿因故不能服药,应取回,并作交班。

2. 不会自行服药的小患儿可选用水剂、冲剂、滴剂或干糖浆制剂,或临时将药片压碎温开水融化后再服用(注意有些肠溶片及缓释制剂不可用此法,否则降低药物疗效)。

3. 服用止咳糖浆类药物后,不可即刻饮水,以免降低药物疗效;服用铁制剂如右旋糖酐铁等药物时,应使用吸管,服药后服少许温开水冲洗口腔,避免对牙齿造成损害;服用妈咪爱、培菲康等药物时,避免用开水冲服,以免影响药物疗效;各种混悬液服用之前要摇匀。

4. 观察用药后反应,药物吐出应立即处理,清除呕吐物,并使之安静。必要时报告医生,酌情补充给药。

5. 任何药物不得与食物混合喂服,尽量不用奶瓶给药,以免引起拒食,造成喂养困难。

6. 对不配合服药的患儿,禁止强制性捏鼻子灌药,以免引起呛咳或窒息。

7. 对服用强心苷类药物的患儿,服药前应先测脉搏、心率,注意其节律变化,如年长儿脉率低于70次/分(婴儿低于90次/分)或者节律不齐时,暂不服用并及时通知医生。

【知识链接】

1. 药物的剂量计算:

包括按体重计算、按年龄计算、按成人剂量折算和按体表面积计算等，其中按体重计算是目前临床上最常用、最基本的计算方法，其计算公式为：

$$每日（次）剂量 = 体重（kg）\times 每日（次）每千克体重需要量$$

患儿体重应以实际测量的体重为准，如按体重计算剂量超过成人剂量时，以成人剂量为限。

2. 小儿口服给药经济方便，且可减少注射给患儿带来的不良刺激，是最常用、最安全的给药方法。

3. 小儿肌内注射与成人不同，小儿肌内注射采取"三快法"，两岁以下婴幼儿不宜用臀大肌注射。成人肌内注射采取"两快一慢"法。

【考核标准】

表2-4　小儿喂药操作考核标准（100分）

项目		分值	考评内容及要求	评分等级			得分	存在问题
				A	B	C		
素质要求		5	衣帽整洁、举止大方、语言恰当、态度和蔼	5	4	3		
评估	家长和患儿	8	核对患儿床号、姓名、住院号	2	1	0		
			家长的配合程度	3	2	1		
			患儿的用药史和合作程度	3	2	1		
	环境	2	室温适宜、整洁安静	2	1	0		
准备	操作者	1	修剪指甲、洗手、戴口罩	1	0	0		
	用物	1	备齐用物	1	0	0		
	环境	1	安静、整洁，酌情关门窗、调节室温	1	0	0		
	家长和患儿	2	向家长解释喂药目的	1	0	0		
			安抚患儿	1	0	0		
实施	核对解释	5	核对医嘱和服药单、患儿信息	2	1	0		
			向家长讲解配合的技巧	3	2	1		
	清洁	5	洗手	5	3	0		
	喂药流程	40	协助患儿取舒适体位	5	4	3		
			核对药名，检查药液	8	6	4		
			将药液摇匀，用喂药器抽取所需药量	8	6	4		
			将小毛巾置于患儿颌下	5	4	3		
			用喂药器将药液从患儿嘴角滴入口内，直至患儿咽下药液	9	6	4		
			擦干净口周残留药液	5	4	3		
	操作后处理	10	协助患儿取合适体位	4	3	2		
			清理用物，整理床单元	4	3	2		
			洗手，记录	2	1	0		

续表

项目		分值	考评内容及要求	评分等级			得分	存在问题
				A	B	C		
评价	家长和患儿	5	家长掌握喂药方法,对护士操作满意	3	2	1		
			患儿喂药顺利,无呛咳,体位舒适	2	1	0		
	操作者	5	评估全面,方法正确,动作轻巧	3	2	1		
			关心患儿和家长,沟通有效	2	1	0		
提问		10	喂药的技巧	5	3	1		
			对相关知识能熟练作答	5	3	1		

注:A级评分等级表示动作熟练、规范、无漏缺,与家长及患儿沟通自然;B级表示动作欠熟练、规范,有1~2处漏缺,与患儿及家长沟通不自然;C级表示动作不熟练,有3~4处漏缺,与患儿及家长无沟通。

（黄　霞）

五、新生儿沐浴

【临床案例】

新生儿,生后第2天,需进行沐浴。

【实训目的与要求】

1. 学会新生儿沐浴技术。

2. 能为新生儿正确沐浴,使新生儿皮肤清洁,促进全身血液循环,使新生儿舒适。

3. 能关心爱护新生儿,进行有效沟通。

【实训用物】

治疗盘、2%碘酊、75%乙醇、棉签、鞣酸软膏、湿纸巾、小毛巾、新生儿沐浴露、弯盘、浴巾、清洁衣服、尿不湿、新生儿包服、水温计、新生儿磅秤、沐浴装置等。

【操作流程】

1. 评估　新生儿评估:核对新生儿,评估新生儿出生时间,出生时状况,哺乳时间;评估新生儿身体状况,如面色、呼吸、四肢活动、皮肤、脐带等。评估产妇对新生儿沐浴的知识与技能的认知程度。沐浴室环境评估:清洁,室温适宜。

2. 准备　操作者着装整洁,洗净并温暖双手。备齐用物,摆放有序。环境清洁,光线明亮,关闭门窗,调节室温26~28℃,水温39~41℃。向家属解释新生儿沐浴的目的和配合技巧,以取得合作。

3. 操作　新生儿沐浴方法有淋浴、盆浴等,本章以淋浴为主。

（1）核对解释:核对产妇姓名、床号,新生儿腕带、性别,接至沐浴室。

（2）用物按使用顺序摆放整齐。

（3）调试水温　放置新生儿专用浴架,铺好垫巾,检查盆底出水通畅情况,接好流动水,用水温计测量其温度(盆浴:先加凉水,后加热水至所需温度,必须水温计测量)。

（4）在浴台上脱去新生儿衣服、尿布,检查全身情况,称体重并记录。

（5）用浴巾包裹新生儿身体,将新生儿抱至浴池边(图2-14),平躺。

（6）用小毛巾由内眦到外眦擦眼(图2-15),更换毛巾部位以同法擦另一只眼睛,再依次清洗耳朵和额头、鼻翼面部、耳后、下颌(图2-16)。用关爱的语言对宝宝说:宝宝真棒!

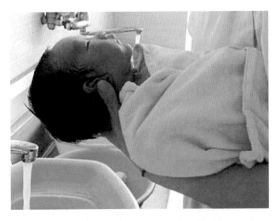

图 2-14 抱新生儿的姿势

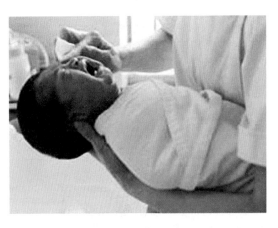

图 2-15 清洗眼部

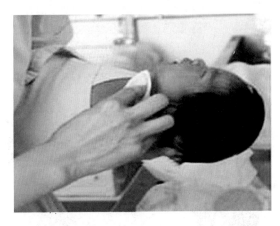

图 2-16 清洗面部

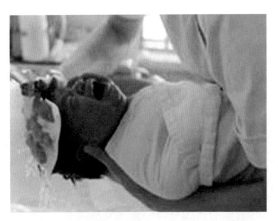

图 2-17 清洗头部

(7) 清洗头部时左臂及腋下夹住新生儿身体,左手掌托稳头,用拇指及食指将新生儿双耳廓折向前方,堵住外耳道口,取 1~2 滴新生儿洗发沐浴露于右手掌心,按摩头部,然后清水冲洗干净,擦干头部(图 2-17)。用温柔的语言对宝宝说:"宝宝真乖,洗头啦! 不要害怕。"

(8) 去除浴巾,将新生儿放入浴池中,用流动水淋湿新生儿全身,擦沐浴露,边洗边冲,依次为颈下、腋下、胸、腹、臂、手、腿、脚、后颈、背腰、会阴及臀部(图 2-18、图 2-19、图 2-20)。

(9) 将新生儿抱起,以大毛巾包裹吸干水分(图 2-21)。

(10) 沐浴完毕,检查新生儿全身,进行必要的脐部、臀部和皮肤护理。

(11) 兜好尿布,穿好衣服。

(12) 整理用物:用物按消毒技术规范要求处理,洗手,记录。

4. 评价　新生儿舒适,操作者评估准确全面;方法正确,体贴爱护新生儿,沐浴过程中,与新生儿交流恰当。

【注意事项】

1. 操作前

(1) 环境温度以 26~28℃为宜。冬季水温 39~41℃,夏季水温为 37~38℃,淋浴出水口需安装温控仪,盆浴备水温度稍高 2~3℃。

(2) 新生儿体温未稳定前不宜沐浴,新生儿沐浴应在喂奶前或喂奶后 1 小时进行,以防

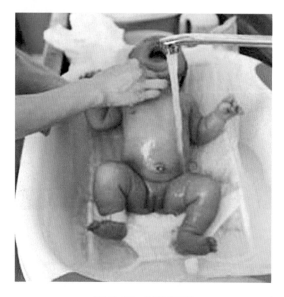

图 2-18　清洗胸部

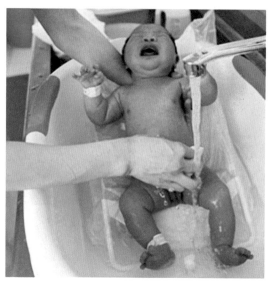

图 2-19　清洗腹部

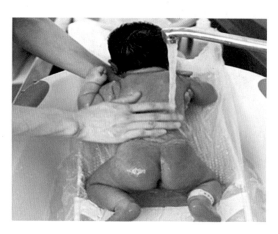

图 2-20　清洗背部

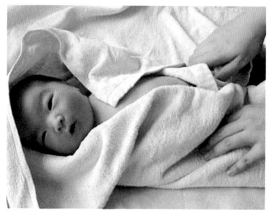

图 2-21　用毛巾包裹全身并吸干水分

溢乳和呕吐。

2. 操作中

(1) 沐浴过程中应注意观察新生儿全身状况,如有异常应及时汇报医生并处理。

(2) 擦洗面部时,由内眦向外眦擦拭眼睛,更换毛巾部位以同法擦另一眼,然后擦耳,最后擦面部,擦拭时禁用肥皂。

(3) 清洗头部时,左手拇指和中指分别向前折新生儿耳廓以堵住外耳道口,防止水流入耳内。

(4) 注意新生儿安全、保暖,减少暴露,动作轻快。

(5) 预防交叉感染:每个新生儿用一套沐浴用品。

(6) 手圈脱落应及时补上。

【知识链接】

1. 新生儿头顶部等处皮脂结痂处理方法:头顶部等处皮脂结痂时,不可用力清洗,可涂消毒的植物油,待次日轻轻梳去结痂后再予以洗净。

2. 新生儿皮肤护理方法:新生儿出生体温稳定后,每日沐浴一次,以达到清洁皮肤和促进血液循环的目的,同时检查脐带残端、皮肤完整性及肛周等情况。每次大便后用温水清洗会阴及臀部,以防红臀。

【考核标准】

表 2-5　新生儿沐浴考核标准(100 分)

项目		分值	考评内容及要求	评分等级			得分	存在问题
				A	B	C		
素质要求		5	衣帽整洁、举止大方、语言恰当、态度和蔼	5	4	3		
评估	新生儿	8	出生史	3	2	1		
			新生儿身体状况	5	3	1		
	环境	2	安静、清洁,室温适宜	2	1	0		
准备	操作者	2	洗手,戴口罩	2	1	0		
	用物	2	备物齐全	2	1	0		
	环境	1	室温适宜	1	0	0		
实施	核对解释	5	核对无误,沟通有效	5	3	1		
	操作流程	5	按使用顺序摆放好用物,铺浴巾。调节水温	5	3	1		
		3	在浴台上脱去新生儿衣服,去尿布,检查全身状况,称体重。	3	2	1		
		4	用浴巾包裹新生儿身体,将新生儿抱至浴池边,平躺	4	3	1		
		8	用小毛巾由内眦到外眦擦眼,更换毛巾部位以同法擦另一只眼睛,再依次清洗耳朵和额头、鼻翼面部、耳后、下颌	8	6	4		
		8	左手拇指和中指将小儿双耳廓折向前方,堵住外耳道口,右手抹沐浴露,涂于小儿头部,以清水洗净	8	6	4		
		10	用流动水淋湿新生儿全身,擦沐浴露,边洗边冲,依次为颈下、腋下、胸、腹、臂、手、腿、脚、后颈、背腰、会阴及臀部	10	8	5		
		6	将新生儿抱起,以大毛巾包裹吸干水分	6	4	2		
		6	检查新生儿全身各部位,根据情况进行必要的脐部、臀部和皮肤护理	6	4	2		
	操作后处理	5	整理用物	3	2	1		
			洗手,记录	2	1	0		

续表

项目		分值	考评内容及要求	评分等级			得分	存在问题
				A	B	C		
评价	新生儿	5	评估全面,方法准确	5	4	2		
		5	关心新生儿,与家属沟通有效	5	4	2		
提问		10	新生儿沐浴注意事项	5	3	1		
			对相关知识能熟练作答	5	3	1		

注:A级评分等级表示动作熟练、规范、无漏缺,与新生儿交流自然;B级表示动作欠熟练、规范,有1~2处漏缺,与新生儿交流不自然;C级表示动作不熟练,有3~4处漏缺,与新生儿无交流。

（潘　秀）

六、新生儿游泳

【临床案例】

球球,男,日龄8天。体重3.5kg,身长53cm,面色红润,哭声响亮,一般情况良好。沐浴后游泳。

【实训目的与要求】

1. 能学会新生儿游泳技术并教会家长。

2. 能知晓新生儿游泳好处与注意事项。

3. 能关心体贴新生儿,进行有效沟通。

【实训用物】

适宜的颈圈、肤油、护臀霜、大浴巾、75%酒精、无菌棉签、逗引玩具、洗澡用具。

【操作流程】

1. 评估　新生儿及家属:核对新生儿,评估新生儿出生史及身体状况,精神反应和呼吸、体温,有无受伤或其他疾病等情况。评估家属对新生儿游泳的知识与技能的认知程度。环境评估:是否安静、清洁、温湿度适宜。

2. 准备　操作者着装整洁,修剪指甲,洗净并温暖双手,戴口罩,备齐用物,室温26~28℃,光线适宜,环境清洁,向家属解释新生儿游泳目的和配合技巧,以取得合作。

3. 操作

（1）游泳池中放入温度适宜的适量的水,测试水温,夏季:37~38℃,冬季:39~41℃。

（2）检查新生儿身体皮肤。如发热等情况,停止新生儿的游泳活动。

（3）选择适合的颈圈。

（4）套好颈圈。检查下颌部是否垫托在预设位置(双下颌角紧贴内圈),下巴置于其槽内(图2-22、图2-23)。

（5）在游泳前先与新生儿进行互动,让新生儿心情愉快,要逐渐且缓慢入水,防止耳道进水。

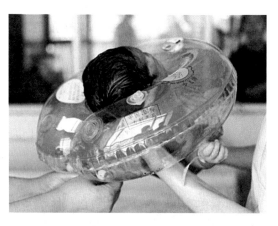

图2-22　套颈圈

（6）协助新生儿水中肢体活动，一手托着新生儿的屁股，另一手扶着新生儿的头颈部，协助新生儿感觉水，待新生儿适应后慢慢将手松开。注意观察新生儿的反应，确保新生儿舒适。

（7）泳毕迅速取下颈圈，擦干新生儿身上的水迹，注意保暖。

（8）消毒脐部两次，兜尿布，穿好衣物。

（9）整理用物：用物按消毒技术规范要求处理，颈圈晾干备用，洗手，记录。

4. 评价　操作者评估准确全面。方法正确，体贴爱护新生儿，游泳过程中，注意与新生儿交流。

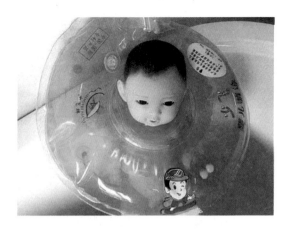

图 2-23　套好颈圈

【注意事项】

1. 游泳时间选择在喂奶前 1 小时，每次游泳时间一般为 10~30 分钟。室内温度夏季：22~24℃，冬季：26~28℃。泳缸水温夏季：37~38℃，冬季：39~41℃。

2. 泳缸放水的深度视新生儿的身高而定，以新生儿进入泳缸后处于悬浮状态，脚部不触及泳缸底部为宜。

3. 泳缸一般先放入冷水，后加入热水，并且搅匀，使水池上下的水温保持一致为宜。

4. 泳池内可放置色彩鲜艳、形状不同、带声音刺激的漂浮玩具供新生儿游泳时玩耍。

5. 新生儿游泳时操作者需全程监护，与新生儿保持一定安全距离，以防突发意外。每次游泳前，检查颈圈有无漏气现象，充气适度，以确保新生儿游泳安全。

6. 新生儿游泳时操作者应与新生儿真诚沟通，不时鼓励和赞许新生儿。

7. 游泳时操作者不可只抓住颈圈来移动水中的新生儿，而应抓住新生儿的手来缓慢移动。

8. 新生儿游泳时，严防新生儿口鼻呛水及耳朵进水。

9. 每次游泳完毕，需待 15~20 分钟后喂奶，以缓解新生儿疲劳。

10. 泳毕及时清理泳缸、颈圈。所有用物做好终末处理。

【知识链接】

新生儿游泳的益处

1. 刺激新生儿神经系统发育，促进新生儿视觉、听觉、触觉和平衡觉的综合信息传递，使其尽快适应内、外环境的变化。

2. 促进新生儿胃肠道激素的分泌，增强其食欲和消化功能，促进新生儿生长发育。

3. 增强新生儿的循环和呼吸功能，调节血循环速度，增强心肌收缩力；通过水对胸廓的压力，促进新生儿胸部的良好发育，增加肺活量。

4. 新生儿在水中自主的全身运动，可增强其骨骼、肌肉的灵活性和柔韧性。

5. 水的轻柔爱抚，还能使新生儿感到身心舒适，有利于提高其睡眠质量。

【考核标准】

表2-6 新生儿游泳考核标准(100分)

项目		分值	考评内容及要求	评分等级			得分	存在问题
				A	B	C		
素质要求		5	衣帽整洁、举止大方、语言恰当、态度和蔼	5	3	1		
评估	新生儿和家属	5	核对医嘱及新生儿	3	2	1		
			新生儿身体状况、家属合作程度	2	1	0		
	环境	5	安静、清洁、温暖、光线充足	5	3	1		
准备	操作者	1	剪指甲、洗手	1	0	0		
	用物	2	备齐用物	2	1	0		
	环境	1	安静、清洁、温暖、光线充足	1	0	0		
	新生儿和家属	1	解释操作目的,取得合作	1	0	0		
实施	核对解释	5	再次核对,解释	5	3	1		
	暴露评估	15	松解衣物尿片,套好泳圈,检查下颌部是否垫托在预设位置,下巴置于其槽内	10	8	5		
			要逐渐且缓慢入水,防止耳道进水	5	3	1		
	协助、监护	20	协助新生儿水中肢体活动,注意观察新生儿的反应,确保新生儿的舒适程度,操作者必须全程监护,和新生儿的距离保持在一臂之内	20	15	8		
	保暖	10	泳毕后取下颈圈,迅速擦干新生儿身上的水迹,注意保温	10	8	5		
	操作后整理	10	用75%酒精消毒脐部两次,穿好衣物	3	2	1		
			将新生儿推送到病房,和家属再次核对	3	2	1		
			用物处理恰当,晾干,备用	2	1	0		
			洗手,记录	2	1	0		
评价	新生儿和家属	5	新生儿安全舒适、指导喂养	3	2	1		
			家属能知晓游泳目的及配合技巧	2	1	0		
	操作者	5	评估全面,方法正确,消毒隔离意识强	3	2	1		
			关心新生儿,沟通有效	2	1	0		
提问		10	新生儿游泳的优点	5	3	1		
			对相关知识能熟练作答	5	3	1		

注:A级评分等级表示动作熟练、规范、无漏误,与新生儿和家属沟通自然;B级表示动作欠熟练、规范,有1~2处漏误,与新生儿和家属沟通不自然;C级表示动作不熟练,有3~4处漏误,与新生儿和家属无沟通。

(潘 秀)

实训三

喂 养

一、母乳喂养

【临床案例】

王明米,男,出生后1天,体重3.2kg,身长52cm,一般情况良好,实行母乳喂养。

【实训目的与要求】

1. 学会母乳喂养技术。

2. 能对产妇实施正确的哺乳指导,顺利开展母乳喂养。

3. 能关心体贴产妇和新生儿,进行有效沟通。

【实训用物】

盆、温水、洗手液、清洁小毛巾、乳房模型、新生儿模型。

【操作流程】

1. 评估 核对产妇和新生儿。新生儿评估:评估新生儿出生史及身体状况,是否为足月儿、意识状态、生命体征、口腔有无畸形;产妇评估:对母乳喂养的知识与技能的认知程度,体力恢复情况,有无母乳喂养禁忌证,如活动性肺结核、HIV感染、精神病或严重心、肾疾病等。环境评估:是否安静、清洁、温湿度适宜,是否保护产妇隐私。

2. 准备 操作者着装整洁,洗净并温暖双手,备齐用物。调节室温22~24℃,光线适宜,环境清洁。向产妇解释母乳喂养的目的和配合技巧,以取得合作。为新生儿更换尿布。

3. 操作

(1) 核对解释:核对产妇和新生儿,宣教母乳喂养的重要性,协助早吸吮,鼓励按需哺乳。对初次接受母乳喂养指导者,详细解释操作过程,使其了解并配合。

(2) 协助产妇洗手,清洁乳房。

(3) 指导哺乳

1) 协助产妇选择舒适体位,可取坐位或卧位。若取坐位,母亲坐的椅子的高度要合适。

2) 抱新生儿斜卧于胸前,使新生儿头、颈、躯干在同一直线上,头肩枕于母亲肘窝处,新生儿的身体面对并紧贴母亲身体,新生儿的脸对着乳房(图3-1)。

3) 指导产妇手托乳房的方法:将大拇指与其他四指分开呈"C"字形托起乳房,食指支撑着乳房基底部靠在乳房下的胸壁上,大拇指放在乳房的上方,两个手指可以轻压乳房改善乳房形态,使孩子容易衔接,托乳房的手不要太靠近乳头(图3-2)。

4) 帮助新生儿正确衔接:用乳头轻触新生儿口唇(图3-3),当出现觅食反射时将乳头放入新生儿口中(图3-4),使其含住乳头及大部分乳晕(图3-5),面颊鼓起呈圆形,能看新生儿吞咽或听到吞咽声。可以用温柔的语气对新生儿说:"宝宝你真棒!"。

5）排出新生儿胃内空气：哺乳结束后将新生儿竖着抱起，头部紧靠母亲肩部，五指并拢，掌指关节微曲，由下至上轻拍新生儿背部1~2分钟，排出胃内空气（图3-6）。

6）新生儿取右侧卧位半小时，整理床单，协助产妇取舒适卧位。

7）整理用物：用物按消毒技术规范处理，洗手，记录哺乳情况。

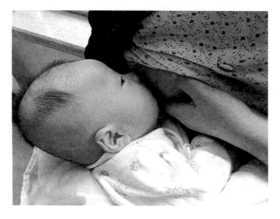

图 3-1 母亲斜抱新生儿

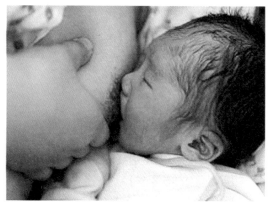

图 3-2 母亲正确托乳房的姿势

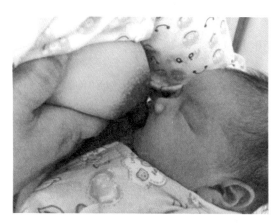

图 3-3 乳头轻触新生儿口唇

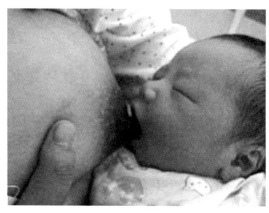

图 3-4 乳头放入新生儿口中

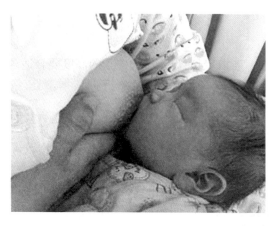

图 3-5 正确衔接乳头的方法

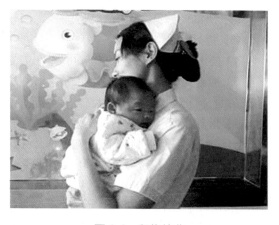

图 3-6 竖抱拍背

4. 评价　产妇及新生儿体位舒适,哺乳顺利,新生儿有满足感。护士评估全面、操作熟练,关心产妇和新生儿,沟通有效。

【注意事项】

1. 做到早接触、早吸吮,母婴同室,按需哺乳。

2. 哺乳时防止乳房阻塞新生儿口、鼻导致窒息,注意观察、控制奶量,防止呛奶。如果母亲的乳房大而且下垂,用手托住乳房可帮助乳汁流出。如果乳房小而高,则喂奶时手不需要一直托住乳房。

3. 哺乳时应吸空一侧乳房后再换另一侧,以利于乳汁分泌。

4. 产妇在哺乳期要保持心情愉快、生活规律和足够的睡眠,应多进食含蛋白质、钙、铁等较丰富的食物。

5. 忌用肥皂、酒精等刺激性物品清洗乳头,以免引起局部皮肤干燥、皲裂。

6. 如有乳腺炎、乳头皲裂等情况,应及时处理。

7. 产妇患活动性肺结核、急性肝炎、严重心肾疾病及慢性消耗性疾病时,不宜哺乳。

【知识链接】

1. 母乳喂养的优点

(1) 母乳营养丰富,符合新生儿需要。

(2) 有利于增强新生儿免疫力及促进新生儿脑发育。

(3) 温度适宜,卫生经济,哺喂方便。

(4) 促进母婴感情交流,有利于新生儿护理及观察。

(5) 有利于母亲产后恢复,减少受孕及发生乳腺癌的机会。

2. 哺乳次数　2个月内按需哺乳,2个月后3~4小时哺乳1次,3个月夜间可减少1次,约6~7次/天。

【考核标准】

表 3-1　母乳喂养考核标准(100分)

项目		分值	考评内容及要求	评分等级			得分	存在问题
				A	B	C		
素质要求		5	衣帽整洁、举止大方、语言恰当、态度和蔼	5	4	3		
评估	产妇和新生儿	8	核对产妇和新生儿	2	1	0		
			产妇身心状况、合作程度	3	2	1		
			新生儿出生史、身体状况	3	2	1		
	环境	2	室温适宜、光线充足、整洁安静	2	1	0		
准备	操作者	1	修剪指甲、洗手、戴口罩	1	0	0		
	用物	1	备齐用物	1	0	0		
	环境	1	安静、整洁,酌情关门窗、调节室温	1	0	0		
	产妇和新生儿	2	向产妇解释目的及配合技巧	1	0	0		
			为新生儿更换尿布	1	0	0		

续表

项目		分值	考评内容及要求	评分等级			得分	存在问题
				A	B	C		
实施	核对解释	5	再次核对产妇、新生儿	2	1	0		
			宣传母乳喂养重要性	3	2	1		
	清洁乳房	5	洗手	2	1	0		
			清洁乳房	3	2	1		
	指导哺乳	40	哺乳姿势正确,母婴舒适	5	4	3		
			抱新生儿于胸前,使新生儿头、颈、躯干在同一直线上,新生儿的脸对着乳房,姿势正确	5	4	3		
			指导产妇呈"C"字形托起乳房,托乳房的手离乳头不要太近	8	6	4		
			帮助新生儿正确衔接乳头,完全吸空一侧再换另一侧	8	6	4		
			排出新生儿胃内空气:哺乳结束后将新生儿竖着抱起拍背1~2分钟,新生儿取右侧卧位半小时	9	6	4		
			指导合理控制出乳速度	5	4	3		
	操作后处理	10	协助产妇取舒适卧位	4	3	2		
			清理用物,整理床单元	4	3	2		
			洗手,记录	2	1	0		
评价	产妇和新生儿	5	产妇明确母乳喂养的目的,掌握喂乳方法,体位舒适	3	2	1		
			新生儿吸乳顺利,无呛奶,体位舒适	2	1	0		
	操作者	5	评估全面,方法正确、动作轻巧	3	2	1		
			关心产妇和新生儿,沟通有效	2	1	0		
提问		10	母乳喂养的优点	5	4	3		
			对相关知识能熟练作答	5	4	3		

注:A级评分等级表示动作熟练、规范、无漏缺,与新生儿及其母亲沟通自然;B级表示动作欠熟练、规范,有1~2处漏缺,与新生儿及其母亲沟通不自然;C级表示动作不熟练,有3~4处漏缺,与新生儿及其母亲无沟通。

(徐利云)

二、人工喂奶

【临床案例】

王宝宝,男,足月顺产,3个月,人工喂养,体重5kg,身长51cm,头围35cm,来院常规检查,发现该患儿有轻度营养不良,每次喂乳后有溢乳。请您指导人工喂养。

【实训目的与要求】

1. 学会人工喂养技术。

2. 能对患儿母亲实施正确的指导,顺利开展人工喂养。

3. 能关心体贴患儿,与家属进行有效沟通。

【实训用物】

治疗车、奶单、盛有温热奶液(38~40℃)的奶瓶、无菌奶嘴一个(奶孔大小合适),干净小毛巾一条、记录单。

【操作流程】

1. 评估　患儿状况,意识状态、生命体征、口腔有无畸形,是否需要更换尿布、吸痰,患儿家属理解配合程度。环境是否安静、清洁、温湿度适宜。

2. 准备　操作者着装整洁,洗净并温暖双手,备齐用物,戴口罩,调节室温 22~24℃,光线适宜,环境清洁。解释人工喂养的目的和配合技巧,以取得家属的合作,为患儿更换尿布。

3. 操作

(1) 核对解释:携用物至患儿床旁,核对床号、姓名、乳液种类、乳液总量及喂奶时间。详细解释操作过程,使其了解并配合。检查奶嘴大小合适后,将奶嘴套入奶瓶上,将奶瓶摇匀倒转,滴 1~2 滴奶于手臂内侧,测试温度。(图 3-7)

(2) 抱起喂奶:用毛毯包裹好患儿,以手肘环抱患儿头部并用身体支持患儿,将小毛巾围在患儿颈部。利用觅食反射使患儿张嘴,倾斜奶瓶使奶液充满奶嘴,将奶嘴置于患儿舌上,开始喂食,注意观察患儿吸吮情况、面色、呼吸,做好交流,喂食后,用小毛巾给患儿擦嘴,撤去。(图 3-8)

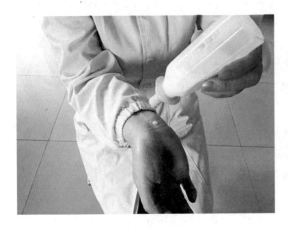
图 3-7　正确测试奶温的方法

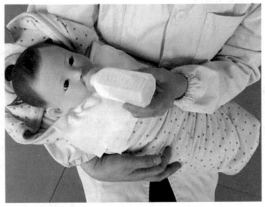
图 3-8　正确衔接奶嘴的方法

(3) 拍背驱气:将患儿俯趴于护士肩上,轻柔地用空心掌拍背;若患儿处于暖箱内,则采取坐姿,身体稍微前倾,空心掌拍背;若患儿较大,可趴在膝上,用一手扶住患儿防止下跌,另一手拍背,直到打嗝为止。

(4) 整理:患儿右侧卧位,抬高床头 30°,床单位整理整洁,温水清洗奶瓶、奶嘴,晾干打包蒸汽消毒。洗手,脱口罩。

(5) 记录:在奶单上记录此患儿的乳液种类、乳液总量及喂奶时间。

4. 评价:正确执行查对制度;能提供足够热量,适合婴儿生长发育需要;喂奶后,患儿未出现溢乳现象。

【注意事项】

1. 护士应遵医嘱给予婴儿不同的配方奶，如早产儿，应给予早产儿配方奶。

2. 调好的牛奶于24h内饮用完毕，若未用完则须丢弃。

3. 喂奶时，保证奶液充满奶嘴，防止患儿吸入空气，且奶嘴应置于患儿舌上，并注意观察患儿吸吮能力及进入情况，如吸吮过急、呛咳，应暂停哺喂，轻拍后背，稍休息后再喂。

4. 喂奶完毕，患儿未打嗝或未驱除胃内的气体时，不可将其平卧，防止溢乳而引起窒息。

【知识链接】

1. 婴儿的胃呈水平位，贲门括约肌尚未发育成熟，极易发生溢乳。可从以下三个方面防止：①保证奶液充满奶嘴；②竖抱拍背；③喂乳后右侧卧位半小时。

2. 全脂奶粉使用时按重量比1:8（1g奶粉加8g水）或按容量比1:4（1匙奶粉加4匙水）的比例，配成全牛奶。但为减轻部分患儿消化道和肾脏负担，可采用2:1奶（2份牛奶加一份水）等稀释奶。

3. 奶嘴软硬适宜，奶嘴孔以奶瓶倒置时奶液呈滴状连续滴出为宜，先天性心脏病患儿奶嘴孔稍大，防止缺氧，奶温应与体温相似。

【考核标准】

表3-2　人工喂奶考核标准（100分）

项目		分值	考评内容及要求	评分等级			得分	存在问题
				A	B	C		
素质要求		5	衣帽整洁、举止大方、语言恰当、态度和蔼	5	4	3		
评估	患儿	8	核对患儿	3	2	1		
			患儿病情稳定，一般情况良好	5	4	3		
	环境	2	室温适宜、光线充足、整洁安静	2	1	0		
准备	操作者	1	修剪指甲、洗手、戴口罩	1	0	0		
	用物	1	顺序备物，科学、有条理，物品备齐、放置合理、检查奶液、温度适宜。	1	0	0		
	环境	1	安静、整洁，酌情关门窗、调节室温	1	0	0		
	家属和患儿	2	向家属解释目的及配合技巧	1	0	0		
			为患儿更换尿布	1	0	0		
实施	核对解释	5	再次核对患儿	2	1	0		
			向家属解释目的及配合技巧	3	2	1		
	抱起喂奶	5	洗净并温暖双手	2	1	0		
			用毛毯包裹好患儿，以手肘环抱患儿头部并用身体支持患儿	3	2	1		
	指导哺乳	40	再次核对、注意保暖、喂奶姿势正确	5	4	3		
			围小毛巾于患儿颈部、使患儿正确张嘴	5	4	3		

续表

项目		分值	考评内容及要求	评分等级			得分	存在问题
				A	B	C		
实施	指导哺乳	40	倾斜奶瓶,奶液充满奶嘴	7	5	3		
			注意观察患儿吸吮情况、面色、呼吸。与患儿交流宝宝:"真乖! 吃的真香! "	8	6	4		
			用小毛巾给患儿擦嘴	5	4	3		
			拍背驱气:抱患儿姿势正确、拍背手法正确、合理掌握拍背时间	10	8	6		
	操作后处理	10	妥善安置患儿,卧位正确	4	3	2		
			清理用物,整理床单元	4	3	2		
			洗手,记录	2	1	0		
评价	产妇和新生儿	5	家属明确人工喂养的目的,掌握人工喂乳方法	3	2	1		
			患儿吸乳顺利,无呛奶,体位舒适	2	1	0		
	操作者	5	评估全面,方法正确、动作轻巧	3	2	1		
			关心爱护患儿,沟通有效	2	1	0		
提问		10	奶粉的配制比例	5	4	3		
			对相关知识能熟练作答	5	4	3		

注:A 级评分等级表示动作熟练、规范、无漏缺,与患儿及其家属沟通自然;B 级表示动作欠熟练、规范,有 1~2 处漏缺,与患儿及其家属沟通不自然;C 级表示动作不熟练,有 3~4 处漏缺,与患儿及其家属无沟通。

(徐利云)

实训四

婴儿抚触

【临床案例】

李宝宝,男,日龄 52 天。体重 4.8kg,身长 52cm,面色红润,哭声响亮,一般情况良好。实施婴儿抚触。

【实训目的与要求】

1. 学会婴儿抚触及了解婴儿抚触的意义。

2. 能正确地对婴儿实施抚触,增强婴儿肌肉力量和关节灵活度,促进婴儿体重的增长及免疫能力的提高,促进婴儿身心发展和母婴情感交流、互动。

3. 能关心体贴婴儿,进行有效交流沟通。

【实训用物】

柔软平坦的操作台或床、室温计、大毛巾、婴儿润肤油、婴儿干净衣服、尿布、包被、指甲剪、洗手液、清洁毛巾等。

【操作流程】

1. 评估　婴儿和产妇:核对婴儿,评估婴儿出生史及身体状况,精神反应和体温、呼吸,有无受伤或其他疾病等情况;评估产妇对婴儿抚触的知识与技能的认知程度。环境评估:是否安静、清洁、温湿度适宜。

2. 准备操作者着装整洁,洗净并温暖双手。备齐用物:洗手液、清洁小毛巾等。室温26~28℃,光线适宜,环境清洁。向家属解释婴儿抚触的目的和配合技巧,以取得合作。

3. 操作

(1) 操作者洗净双手,修剪指甲,将用物放置床边。

(2) 选择合适的姿势,可以采用坐姿(双腿前伸,婴儿位于操作者两腿之间,面向操作者)、跪姿(操作者面向婴儿,双膝跪于垫子边缘,臀部和小腿之间加软垫)、盘膝坐姿(操作者双腿盘曲而坐,将婴儿放在自己正前方),最常用的是站立姿势。不论选择何种姿势,操作者都应保持双肩放松,背部挺直。

(3) 倒少量婴儿润肤油于操作者手掌内,涂抹均匀,按头、胸、腹、四肢、手足、背部、活动四肢依次进行抚触。

(4) 头部抚触:双手拇指指腹从婴儿眉间向两侧滑动至发际(图 4-1)。双手拇指从婴儿下颌中央向两侧面部外上方滑动,呈“微笑”状(图 4-2),用亲切的语言对婴儿说:“宝宝笑得真漂亮”。两手掌面从前额发际抚触向脑后(图 4-3),并停止于两耳后乳突处,轻轻按压(图 4-4)。

(5) 胸部抚触:两手分别从胸部的外下方向对侧外上方推进至对侧肩部。注意避开婴儿的乳房(图 4-5、图 4-6)。用温柔的语言对婴儿说:“宝宝真可爱”。

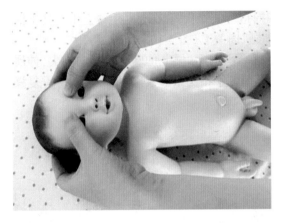
图 4-1　上额部抚触法

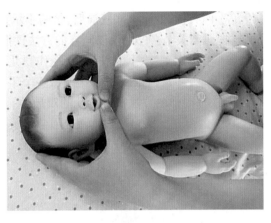
图 4-2　下颚部呈微笑状

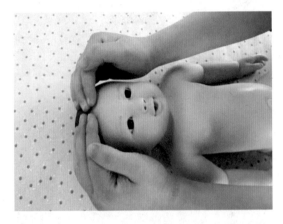
图 4-3　头部抚触法（A）

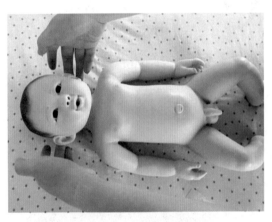
图 4-4　头部抚触法（B）

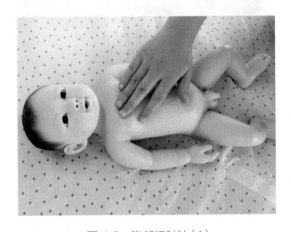
图 4-5　胸部抚触法（A）

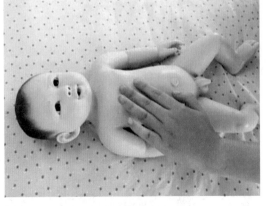
图 4-6　胸部抚触法（B）

　（6）腹部抚触：双手交替横放在小儿上腹部，紧靠胸部下方，从上腹部轻轻施压按摩至下腹部，反复按摩多次，每次保持有一只手接触小儿的腹部（图 4-7）。用手从小儿右下腹部向上经中上腹滑向左上腹，平移手指到左下腹（呈倒"U"字形），然后回到右下腹重复按摩 5 次（图 4-8）。用关爱的语言对宝宝说："宝宝我爱你！ I love you"！

（7）四肢抚触：涂上润肤油后，将两手示指和拇指弯成圈状，套在婴儿手臂上由上往下滑动，揉捏肌肉关节（图4-9），以同样的方法揉捏下肢肌肉关节（图4-10）。

（8）手足抚触：涂上润肤油后，托住婴儿的小手，用拇指从婴儿的掌根部滑向指尖，伸展婴儿的手掌，并从指根到指尖揉捏每一个手指，提捏各手指关节（图4-11、图4-12）。重复操作3~5次。同样的方法抚触婴儿的双足（图4-13）。

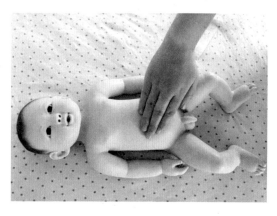

图 4-7　腹部抚触法（A）

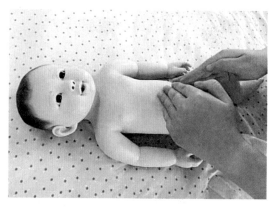

图 4-8　腹部抚触法（B）

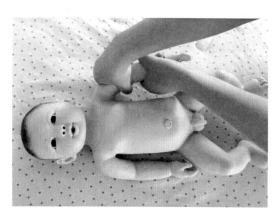

图 4-9　上肢抚触

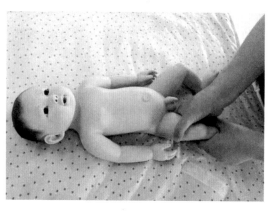

图 4-10　下肢抚触

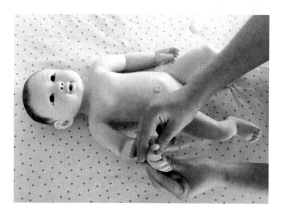

图 4-11　手部抚触法（A）

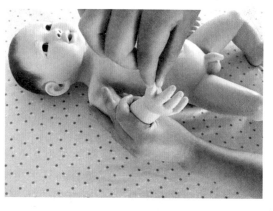

图 4-12　手部抚触法（B）

(9) 背部抚触:婴儿呈俯卧位,操作者双手涂上润肤油后,双手掌分别从脊柱向两侧滑动按摩(图 4-14)。将手掌放在婴儿背部上方靠近肩部,从上往下交叉滑动至对侧臀部(图 4-15)按摩。双手掌放于婴儿的臀部正上方的骶尾凹陷,旋转按摩数次(图 4-16)。

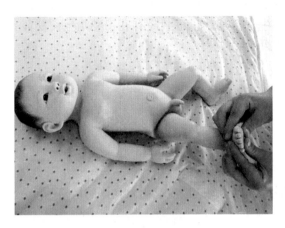
图 4-13 足部抚触法

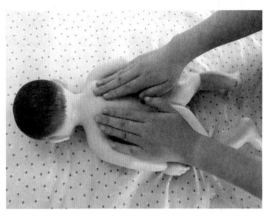
图 4-14 背部抚触(A)

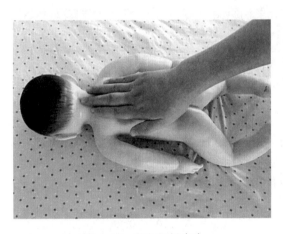
图 4-15 背部抚触(B)

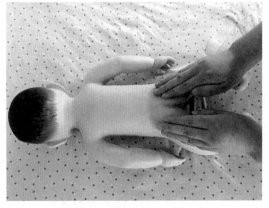
图 4-16 臀部抚触

(10) 活动四肢:在做完全身抚触后,婴儿肌肉已完全放松时可帮助婴儿活动各关节,伸展婴儿的四肢。主要动作为上肢的伸展和交叉,下肢的伸直和屈曲。

(11) 整理用物:垃圾分类处理,用物按消毒技术规范要求处理,洗手,记录。

4. 评价　操作者评估准确全面。方法正确,体贴爱护婴儿,抚触过程中,注意与婴儿交流。对操作目的、注意事项及相关知识能熟练作答。

【注意事项】

1. 操作前要将室温保持在 26~28℃,双手指甲修平,取下首饰。备好更换的衣服、尿片、婴儿润肤油、润肤露等。

2. 操作时可放些柔和的音乐帮助放松,确保环境舒适不受打扰,1~2 次 / 日,10~15 分 / 次为宜。

3. 要选择合适的时间进行操作,婴儿太饿、太饱、疲劳、烦躁等均不宜操作。

4. 操作前需温暖双手,将婴儿油倒入手掌心,开始抚触用力稍轻,以后逐渐增加压力,以便婴儿适应,注意保暖,动作轻柔。

【知识链接】

1. 抚触是通过抚触者双手对被抚触者皮肤各部位进行有序有手法技巧的抚摩。触觉是最原始的感觉器官,皮肤是面积最大的体表感觉器官,是中枢神经的外感受器,抚触可通过对婴儿皮肤温和刺激而传入中枢神经系统产生一系列的生理效应有利于婴儿生长发育。经常给予婴儿抚摸和搂抱可以满足婴儿心理需要。

2. 婴儿抚触优点

(1) 促进消化吸收,促进体重和智力发育。

(2) 促进呼吸、循环功能。

(3) 稳定情绪,减少哭闹,改善睡眠。

(4) 促进血液循环和皮肤的新陈代谢。

(5) 增强免疫力。

(6) 增加母子感情交流,给婴儿更多安全感,培养自信心、适应能力及良好的性格。

【考核标准】

表 4-1 婴儿抚触考核标准(100 分)

项目		分值	考评内容及要求	评分等级			得分	存在问题
				A	B	C		
素质要求(5 分)		5	仪表端庄,服装整洁,去手表,剪指甲,脱下首饰,清洗并温暖双手;保持愉悦的心情	5	3	1		
评估	婴儿	4	时间选择两次进食中间,沐浴后、午睡或就寝前、婴儿清醒、不疲倦时进行抚触	4	3	1		
	环境	1	关闭门窗,婴儿床铺舒适,调节室温于温暖状态,选择中速、轻柔而有节奏的音乐作背景	1	0	0		
准备	操作者	1	洗手,核对婴儿	1	0	0		
	环境	2	大毛巾、无刺激性的抚触油和合适的抚触台及垫、室温计	2	1	0		
	婴儿	2	婴儿的精神反应正常,无受伤或其他疾病	1	0	0		
			注意保暖	1	0	0		
实施	解释准备	2	携齐用物,与家长做好解释,讲解抚触的好处。倒抚触油于掌心揉搓	2	1	0		
	头面部	3	额部:双手拇指指腹从婴儿眉间向两侧滑动至发际	3	2	1		
		3	下颌部:用双手拇指腹分别从下颌中央向外上方滑动至耳前,让上下唇形成微笑状	3	2	1		
		3	头部:两手从前额发际抚向脑后,避开囟门,最后两中指分别停在耳后乳突部	3	2	1		

项目		分值	考评内容及要求	评分等级			得分	存在问题
				A	B	C		
实施	胸部	10	两手分别从胸部的外下方(两侧肋下缘)向对侧上方交叉推进,至对侧肩部,在胸部画成一个大的交叉,避开婴儿的乳头	10	8	5		
	腹部	10	两手依次从婴儿的右下腹向左下腹移动,呈顺时针方向划半圆,避开婴儿的脐部;与婴儿进行情感交流	10	8	5		
	四肢	10	两手抓住婴儿胳膊,交替从上臂至手腕轻轻挤捏,像牧民挤牛奶一样,然后从上到下搓滚,对侧及双下肢做法相同	10	8	5		
	手足	8	用拇指从婴儿的掌根部滑向指尖,伸展婴儿的手掌,并从指根到指尖揉捏每一个手指,提捏各手指关节,同样的方法抚触双足	8	6	4		
	背部	5	婴儿呈俯卧位,双手平行放在婴儿背部,沿脊柱两侧,用双手向外侧滑触,从上至下依次进行;双手食指与中指并拢从背部上端开始逐步向下渐至臀部滑动	5	4	3		
	臀部	5	两手食、中、无名指腹在婴儿臀部做环行抚触	5	4	3		
	操作后处理	3	穿好衣物,和家属再次核对	3	2	1		
		3	洗手,记录	3	2	1		
评价	操作者	5	用物处理恰当	5	3	1		
		5	关心婴儿,沟通有效	5	3	1		
提问		10	婴儿抚触的优点	5	3	1		
			对相关知识能熟练作答	5	3	1		

注:A级评分等级表示动作熟练、规范、无漏误,与婴儿沟通自然;B级表示动作欠熟练、规范,有1~2处漏误,与婴儿沟通不自然;C级表示动作不熟练,有3~4处漏误,与婴儿无沟通。时间不少于10分钟且不超过15分钟,时间每提前或超过1分钟扣1分,扣完为止。

(潘　秀)

实训五

温箱的使用法

【临床案例】

宝宝,男,孕35⁺³周早产出生,体重2000g,体温35.5℃,遵医嘱置温箱保暖。

【实训目的与要求】

1. 学会温箱的使用方法,明确温箱使用的必要性。

2. 能关心体贴新生儿,与家长进行有效沟通。

3. 新生儿体温能维持稳定。

4. 护士操作熟练、安全,规范。

5. 关心爱护新生儿,体现爱婴观念。

【实训用物】

新生儿温箱、床单、包被、蒸馏水、温湿度计。

【操作流程】

1. 评估 评估新生儿孕周、体重、体温、精神反应及皮肤情况。温箱性能是否正常。

2. 准备 操作者着装整洁,洗手,戴口罩,备齐用物。将已清洁消毒温箱置于温暖无对流风的区域,避免放在门口及窗口。

3. 操作

(1) 将已消毒好的温箱内铺好床单,关闭玻璃门,可用包被做好"鸟巢",让新生儿有安全感。(对出生体重低于1000g的早产儿箱内布类用物需经高压蒸汽消毒。)

(2) 湿化用水槽内加入蒸馏水至规定安全刻度。

(3) 接通电源,打开电源开关。

(4) 预热温箱,调节温湿度。(图5-1)

(5) 温箱温度达到预定值后,将新生儿着单衣、穿尿裤后置入温箱内。

(6) 除特殊疾病要求,一般新生儿放入箱内后,将床头略抬高15~20°,使其处于头略高体位,防止喂奶后呕吐误吸。(图5-2)

(7) 使用中观察箱温与新生儿体温,防止箱温过热或过低对新生儿造成不利影响。

(8) 一切护理操作均在温箱内进行。必须开门操作时要注意遮盖或包裹新生儿保暖。操作时医护人员要洗手、卷袖过肘进行温箱内操作。(图5-3)

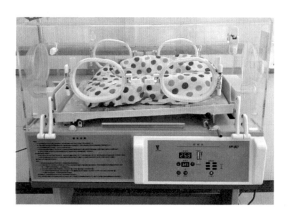

图5-1　预热温箱

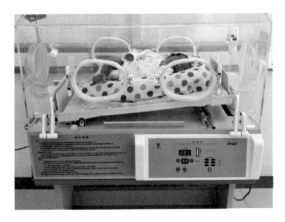

图 5-2　温箱中的新生儿

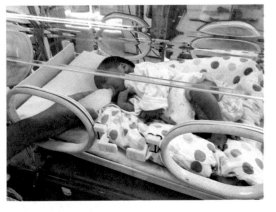

图 5-3　温箱中喂奶

4. 评价

遵守温箱操作规程,新生儿体温在正常范围。

【注意事项】

1. 使用时温箱避免放置在阳光直射、有对流风或取暖设备附近,以利于保持恒温。

2. 温箱放置呈水平位,防止振动,以免自动控制失灵。

3. 护理人员一切操作均在箱内进行,护理操作、体检应通过操作孔进行。

4. 使用温箱应随时观察使用效果,如温箱发出报警信号,应及时查找原因,妥善处理。

5. 温箱使用期间应每天清洁消毒,禁止用乙醚、乙醇等挥发性物质清洁温箱的塑胶部分,以免溶解。每周更换温箱一次,用消毒液擦拭清洁,并用紫外线照射 30 分钟,要定期做细菌培养,以检查清洁消毒的质量。

6. 工作人员入箱操作或检查,接触新生儿前必须洗手,并定期进行微生物监测,防止交叉感染。

7. 机箱下面的空气净化垫应每月清洗一次,若已破损则需更换。水槽内的水每日更换一次,以免滋生细菌。

8. 要掌握温箱性能,严格执行操作规程,专业人员定期检修,确保温箱结构、功能正常。

【知识链接】

1. 不同出生体重早产儿温箱温湿度参数(表 5-1)

表 5-1　不同出生体重早产儿温箱温湿度

出生体重(g)	温度(℃)				相对湿度(%)
	35	34	33	32	
1000	出生 10 天内	10 天后	3 周后	5 周后	
1500	——	出生 10 天内	10 天后	4 周后	55~65
2000	——	出生 2 天内	2 天后	3 周后	
2500	——	——	出生 2 天内	2 天后	

2. 出温箱条件

(1) 体重达 2000g 左右或以上,体温正常者。

(2) 在不加热的温箱内,室温维持在 24~26℃时,新生儿能保持正常体温者。

（3）新生儿在温箱中生活了一个月以上，体重虽不到 2000g，但一般情况良好者。

【考核标准】

表 5-2　温箱的使用法操作考核标准（100 分）

项目		分值	考评内容及要求	评分等级			得分	存在问题
				A	B	C		
素质要求		5	衣帽整洁、举止大方	5	4	3		
评估	新生儿	3	核对新生儿床号、姓名、住院号	3	2	1		
		4	评估新生儿孕周、体重、体温、面色、精神反应及皮肤情况	4	3	2		
	温箱	3	评估温箱结构功能是否正常	3	2	1		
准备	操作者	2	修剪指甲、洗手、戴口罩	2	1	0		
	用物	4	备齐用物：已消毒温箱、婴儿床单、包被、温湿度计	4	3	1		
	环境	2	环境安静、整洁，冬季室温不宜过低。温箱置于温暖无对流风区域，无阳光直射	2	1	0		
	新生儿	2	为新生儿更换尿布	2	1	0		
实施	操作流程	45	核对新生儿床号、姓名、住院号	2	1	0		
			选择已消毒温箱，在水槽中加入蒸馏水至标记处，关闭玻璃门	3	2	1		
			接电源，按下电源按钮，检查温箱性能是否完好	3	2	1		
			铺床单，根据新生儿情况设置温湿度，预热温箱。温箱湿度保持在 55~65% 之间；体重在 1501~2000g 者，温箱温度在 30~32 ℃；体重在 1001~1500g 者，温箱温度在 32~34 ℃；体重小于 1000g 者，温箱温度宜在 34~36℃	8	6	4		
			再次核对新生儿床号、姓名、住院号，评估新生儿	3	2	1		
			温箱温湿度达设定值时，将新生儿着单衣、穿尿裤后置入温箱内。（选做：可用包被做好"鸟巢"，让新生儿有安全感，将床头略抬高 15~20°，使其处于头略高体位，防止喂奶后误吸。）	5	3	2		

续表

项目		分值	考评内容及要求	评分等级			得分	存在问题
				A	B	C		
实施	操作流程	45	监测新生儿体温(4小时1次)、呼吸、观察患儿面色、精神反应及皮肤情况,酌情清洁皮肤、换尿裤。各项护理操作集中进行,避免反复开关箱门,维持温箱温度恒定、新生儿体温在36~37℃	8	6	4		
			监测箱温、湿度、各项仪表显示是否正常,如有报警及时寻找原因妥善处理	2	1	0		
			做好温箱清洁及消毒,每日用含氯消毒液擦拭温箱外面,定期细菌学监测,水箱内水每日更换。长期使用温箱的新生儿,每周更换一次温箱	5	3	2		
			新生儿体重达2000g左右或以上并稳定增长,吃奶良好,体温正常者,可出温箱	3	2	1		
			使用结束,切断电源,倒掉水箱里的蒸馏水,对温箱进行彻底消毒	3	2	1		
	操作后处理	10	记录新生儿入温箱时的一般情况及温箱温湿度	3	2	1		
			按要求清理用物,洗手,记录	4	3	2		
			严格交接班	3	1	0		
评价		10	爱护新生儿,与新生儿有语言交流,抱送新生儿过程中维持体温在正常范围	5	3	2		
			动作轻柔、准确,操作熟练、规范	5	3	2		
提问		10	温箱日常消毒注意事项	5	3	1		
			出温箱条件	5	3	1		

注:A级评分等级表示动作熟练、规范、无漏缺,与新生儿及其家属沟通自然;B级表示动作欠熟练、规范,有1~2处漏缺,与新生儿及其家属沟通不自然;C级表示动作不熟练,有3~4处漏缺,与新生儿及其家属无沟通。

（王　平）

实训六

光照疗法

【临床案例】

王宝宝,出生第3天,全身皮肤重度黄染,血清胆红素258μmol/L,遵医嘱予光照疗法。

【实训目的与要求】

1. 学会光疗箱的使用方法,明确光疗箱使用的必要性。

2. 能关心、爱护新生儿,体现良好的职业道德和爱婴观念。

3. 护士操作熟练、安全、规范。

【实训用物】

光疗箱1台、温湿度计、护眼罩、尿裤、工作人员用墨镜、创可贴、蒸馏水。

【操作流程】

1. 评估　评估新生儿孕周、体重、血清胆红素值,光疗箱、灯管性能是否正常。

2. 准备

(1) 环境准备:安全、安静,室温22~24℃,光疗最好在空调病室内进行。

(2) 操作人员准备:着装整洁,剪指甲、洗手、戴口罩、戴墨镜。

(3) 新生儿准备:皮肤清洁,禁忌在皮肤上涂粉或油类,剪短指甲,双眼佩戴遮光眼罩;全身裸露,用尿裤遮盖会阴部,男婴注意保护阴囊;测体温及体重。(图6-1)

3. 操作

(1) 将光疗箱置于床旁,核对,确认新生儿,向家长解释,做好告知,以取得合作。

(2) 箱内湿化器水箱加水至2/3满,接通电源,检查线路及灯管亮度。并使箱温升至新生儿适中温度,相对湿度55%~65%。(图6-2)

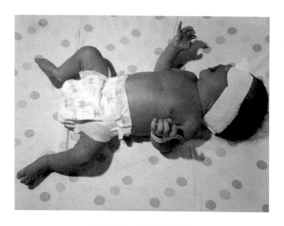

图6-1　光疗前准备

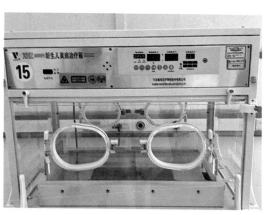

图6-2　预热光疗箱

（3）将新生儿裸体放入已预热好的光疗箱中，拉好遮光帘，记录开始照射时间。（图6-3）

（4）光疗应使新生儿皮肤均匀受光，并尽量使身体广泛照射，禁止在箱上放置杂物以免遮挡光线。若使用单面光疗箱，一般每2小时更换体位1次，可以仰卧、侧卧、俯卧交替更换。俯卧位照射时要有专人巡视，以免口鼻受压而影响呼吸。

（5）监测体温和箱温变化：光疗时应每2~4小时测体温1次或根据病情、体温情况随时测量，使体温保持在36.5~37℃为宜，根据体温调节箱温。光疗最好在空调病室中进行。冬天要特别注意保暖，夏天则要防止过热，若光疗时体温上升超过38.5℃时，要暂停光疗，经处理体温恢复正常后再继续治疗。

（6）保证水分及营养供给：光疗过程中，应按医嘱静脉输液，按需喂奶，因光疗时新生儿不显性失水比正常小儿高2~3倍，故应在喂奶间隔期间喂水，观察出入量。（图6-4）

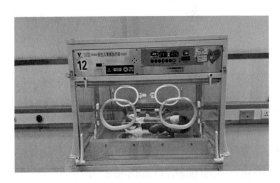

图6-3　光疗中的新生儿

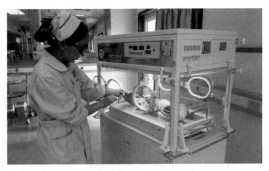

图6-4　光疗中喂奶

（7）严密观察病情：光疗前后及期间要监测血清胆红素变化，以判断疗效。光疗过程中要观察患儿精神反应及生命体征；注意黄疸的部位、程度及其变化；大小便颜色与性状；皮肤有无发红、干燥、皮疹；有无呼吸暂停、烦躁、嗜睡、发热、腹胀、呕吐、惊厥等；注意吸吮能力、哭声变化。若有异常需及时与医生联系，以便检查原因，及时进行处理。

（8）一般光照12~24小时才能使血清胆红素下降，光疗总时间按医嘱执行，一般情况下，血清胆红素<171umol/L(10mg/dl)时可停止光疗。出箱时给新生儿除去眼罩，清洁、检查皮肤，穿好衣服，再次核对患儿后抱回病床，并做好各项记录。

（9）光疗结束后，关好电源，拔出电源插座，将湿化器水箱内水倒尽，做好整机的清洗、消毒工作，有机玻璃制品忌用乙醇擦洗。光疗箱应放置在干净、温度、湿度变化较小，无阳光直射的场所。

4. 评价

操作正确、规范，动作轻柔，新生儿皮肤完好。

【注意事项】

1. 保持灯管及反射板清洁，并定时更换灯管；如有灰尘会影响照射效果，每天应清洁灯管及反射板。

2. 光疗灯管要记录使用时间、累计时间，灯管使用1000小时必须更换。

3. 禁止用乙醚、乙醇、丙酮等挥发性物质清洁保温箱的塑胶部分，以免溶解。

4. 使用中的光疗箱应每天更换箱内湿化器水箱的蒸馏水。

5. 头枕气圈防止骨突部压疮，创口贴包裹足跟部及内、外踝部，防止皮肤损伤。

6. 光疗过程中勤巡视,及时清除新生儿的呕吐物、汗水、大小便,保持玻璃的透明度,工作人员为新生儿检查时可戴墨镜,并严格进行交接班。

7. 光疗应放在专用房间进行,如无专用房间,光疗箱四周应用遮光帘遮光,避免光源刺激周围新生儿。(图 6-5)

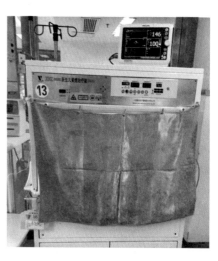

图 6-5　遮光帘使用

【知识链接】

1. 光疗的适应证

(1) 各种原因引起的新生儿高间接胆红素血症。

(2) 早期出现黄疸(生后 24 小时内)并进展较快者,低体重儿有黄疸者指征可放宽。

(3) 产前诊断溶血症、出生后一旦出现黄疸即可进行光疗。

(4) 换血前后的辅助治疗。

2. 光疗的副作用及处理

(1) 体温不稳定:发热或低体温,根据体温调节箱温,必要时暂停光疗,经处理体温正常后再继续治疗。

(2) 呼吸暂停:早产儿多见,与箱温过高过低有关。频繁发作呼吸暂停应停止光疗。

(3) 腹泻:大便为绿色稀便,光疗结束后即可停止。大便稀、次数多时应补足液体。

(4) 皮疹:保持皮疹处皮肤清洁,光疗停止可自行消退。

【考核标准】

表 6-1　光照疗法操作考核标准(100 分)

项目		分值	考评内容及要求	评分等级			得分	存在问题
				A	B	C		
素质要求		5	衣帽整洁、举止大方、语言恰当	5	4	3		
评估	新生儿	3	核对新生儿床号、姓名、住院号	3	2	0		
		4	评估新生儿孕周、体重、出入量、精神反应、生命体征、血清胆红素值	4	3	2		
	光疗箱	3	评估光疗箱、灯管功能是否正常	3	2	1		
准备	操作者	2	修剪指甲、洗手、戴口罩	2	1	0		
	用物	4	备齐用物:清洁光疗箱、温湿度计、护眼罩、尿裤、墨镜、创可贴、蒸馏水	4	3	2		
	环境	2	环境安静、整洁,室温 22~24℃,最好在空调室内进行	2	1	0		
	新生儿	2	清洁皮肤、剪短指甲、更换尿裤、佩戴眼罩	2	1	0		
实施	操作流程	50	核对医嘱	3	2	0		
			在光疗箱湿化器水槽中加入蒸馏水至标记处	3	2	1		

项目		分值	考评内容及要求	评分等级			得分	存在问题
				A	B	C		
实施	操作流程	50	接电源,检查光疗箱性能是否完好,关闭玻璃门	3	2	1		
			根据新生儿体重、孕周设置温度,预热光疗箱,使箱内温度升至30~32℃,早产儿、极低体重儿可升至32~34℃,湿度保持在55%~65%之间	8	6	4		
			核对新生儿床号、姓名、住院号、光疗时间	3	2	1		
			光疗箱温度达设定值时,将新生儿裸体、兜尿裤、佩戴遮光眼罩后置入箱内。头部垫气圈,创口贴包裹内、外踝	5	4	3		
			开启灯管开关,记录开始时间	2	1	0		
			监测新生儿体温2小时一次、观察体温改变情况,定时喂奶、喂水,及时更换尿裤,观察眼罩、会阴遮盖物有无脱落。注意黄疸的部位、程度及其变化	8	6	4		
			注意有无皮疹、体温超过38.5℃、拒奶、腹泻、脱水等异常情况出现,如出现以上情况应考虑暂停光疗并及时通知医生处理	5	3	2		
			光疗结束抱出新生儿,除去眼罩,更换尿裤,清洁、检查皮肤,核对无误后抱回病床	3	2	1		
			记录光疗结束时间	2	1	0		
			关闭电源,将湿化器水箱内水倒尽,消毒光疗箱	5	4	3		
	操作后处理	5	按要求清理用物,洗手,记录	3	2	0		
			严格交接班	2	1	0		
评价		10	爱护新生儿,新生儿哭闹时给予安抚	5	4	3		
			动作轻柔、准确,操作熟练、规范	5	4	3		
提问		10	光疗的适应证	5	3	1		
			光疗的副作用	5	3	1		

注:A级评分等级表示动作熟练、规范、无漏缺,与新生儿及其家属沟通自然;B级表示动作欠熟练、规范,有1~2处漏缺,与新生儿及其家属沟通不自然;C级表示动作不熟练,有3~4处漏缺,与新生儿及其家属无沟通。

(王 平)

实训七

新生儿口腔护理

【临床案例】

丫丫,女,出生20天。因败血症应用抗生素10余天,今天早上护士喂奶时发现患儿口腔黏膜有白色乳凝块样附着物,不易擦掉。针对此患儿的情况,请护士给患儿进行口腔护理。

【实训目的与要求】

1. 观察口腔内的变化,保持口腔清洁、湿润。

2. 预防和治疗新生儿口腔内的感染。

【实训用物】

治疗盘内备2%碳酸氢钠溶液、0.9%氯化钠溶液、制霉菌素甘油、棉签、手电筒、弯盘、毛巾一条、石蜡油。

【操作流程】

1. 评估 评估新生儿口腔情况,环境是否安静、清洁、温湿度适宜。

2. 准备

(1) 环境准备 室内光线充足、环境清洁,温度26~28℃。

(2) 护士准备 衣帽整洁,洗手,戴口罩。

3. 操作

(1) 核对床号、姓名、住院号,向家长说明口腔护理的目的、操作过程及注意事项。

(2) 使新生儿侧卧,将毛巾围在颌下及枕上,防止沾湿衣物和枕头。

(3) 护士左手拇指轻压新生儿下颌,右手持手电筒检查口腔黏膜,评估新生儿口腔黏膜情况。(图7-1)

(4) 持棉签先用0.9%氯化钠溶液湿润嘴唇,然后清洁两侧颊部、齿龈外面、齿龈内面、上颚、舌面、舌下。一根棉签只用一次,洗干净为止。如新生儿患鹅口疮可先用2%碳酸氢钠溶液清洗,再在创面涂制霉菌素甘油。(图7-2)

(5) 用毛巾擦净面部及口角,口唇干燥者涂以婴儿护唇膏。

(6) 整理床单位,酌情更换纸尿裤。

(7) 再次核对床号、姓名、住院号。

(8) 整理用物、洗手、记录。

【注意事项】

1. 口腔护理应在两次喂奶间进行,操作中注意观察口腔黏膜的情况。

2. 动作应轻柔迅速,如患鹅口疮,勿强行擦洗创面,避免出血。勿触及咽部,以免引起恶心。

3. 操作过程中应注意与新生儿的情感交流。

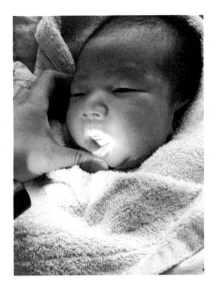 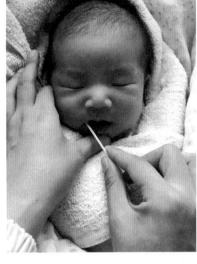

图 7-1　检查口腔黏膜　　　　　　图 7-2　清洁口腔

【知识链接】

怎样保持新生儿口腔卫生?

（1）正常新生儿无需做口腔护理,只需勤喂温开水。尤其是喂奶之后饮用一些温水,最好是不含糖的,可以去除口内的奶渣,避免因口腔中细菌的发酵产生异味。

（2）喂奶的妈妈要保持乳头的卫生,奶粉喂养的要做好奶具的消毒;奶液温度适宜,避免烫伤宝宝口腔黏膜。

（3）不要让新生儿含着奶嘴入睡。

（4）禁忌挑马牙、上皮珠等。

（5）患病新生儿可用生理盐水擦拭口腔,预防口腔感染。

（6）有口腔感染的新生儿用特殊的液体做口腔护理,创面可涂相应的药物。

【考核标准】

表 7-1　新生儿口腔护理（100 分）

项目		分值	考评内容及要求	评分等级			得分	存在问题
				A	B	C		
素质要求		5	衣帽整洁、举止大方、语言恰当、态度和蔼	5	4	3		
评估	新生儿	6	新生儿的病情、日龄	3	2	1		
			新生儿口腔黏膜情况	3	2	1		
	家长	2	家长学习能力	2	1	0		
准备	操作者	2	修剪指甲、温水洗净双手、戴口罩	2	1	0		
	用物	3	备齐用物	3	2	1		
	环境	2	室内光线充足、环境清洁,温度26~28℃	2	1	0		

项目		分值	考评内容及要求	评分等级			得分	存在问题
				A	B	C		
实施	核对解释	6	核对床号、姓名、住院号	3	2	1		
			向家长说明口腔护理的目的、操作过程及注意事项。	3	2	1		
	检查	6	使新生儿侧卧,将毛巾围在颌下及枕上,防止沾湿衣物和枕头。	3	2	1		
			护士左手拇指轻压新生儿下颌,右手持手电筒检查口腔黏膜	3	2	1		
	清洁	35	持棉签用 0.9% 氯化钠溶液先湿润嘴唇,再清洁两侧颊部、齿龈外面、齿龈内面、上颚、舌面、舌下。一根棉签只用一次,洗干净为止。(新生儿患鹅口疮可用 2% 碳酸氢钠溶液清洗)	35	25	15		
	涂药	5	根据情况在创面涂药(鹅口疮涂制霉菌素甘油)	5	4	3		
	操作后处理	8	用毛巾擦净面部及口角,口唇干燥者涂以婴儿润唇膏	2	1	0		
			整理床单位,酌情更换纸尿裤	2	1	0		
			再次核对床号、姓名、住院号	2	1	0		
			整理用物、洗手、记录	2	1	0		
评价	家长和新生儿	5	家长明确口腔护理的重要性	3	2	1		
			新生儿口腔黏膜保持或恢复完整	2	1	0		
	操作者	5	评估全面,方法正确、动作轻巧	3	2	1		
			关心家长和新生儿,沟通有效	2	1	0		
提问		10	不同的口腔黏膜炎症护理要点	5	3	1		
			对相关知识能熟练作答	5	3	1		

注:A 级评分等级表示动作熟练、规范、无漏缺,与新生儿及其母亲沟通自然;B 级表示动作欠熟练、规范,有 1~2 处漏缺,与新生儿及其母亲沟通不自然;C 级表示动作不熟练,有 3~4 处漏缺,与新生儿及其母亲无沟通。

（王苏平）

实训八

新生儿脐部护理

【临床案例】

新生儿,出生第5天,脐带已脱落,实行脐部护理。

【实训目的与要求】

保持脐部清洁,预防新生儿脐炎的发生。

【实训用物】

处置车、治疗盘、医用/生活垃圾桶、无菌棉签、75% 乙醇溶液、2% 碘酊溶液、3% 过氧化氢溶液、新生儿模型。(图 8-1)

【操作流程】

1. 评估 核对产妇和新生儿。新生儿评估:新生儿脐带有无红肿、渗血、脓性分泌物、异常气味等。环境评估:是否安静、清洁、温湿度适宜。

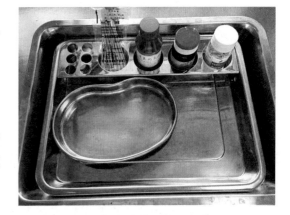

图 8-1 脐部护理消毒用物

2. 准备 操作者着装整洁,洗净双手,戴口罩,备齐用物。调节室温 24~26℃,湿度 55%~65%,光线适宜,环境清洁。向新生儿母亲解释脐部护理的目的及过程,以取得合作。

3. 操作

(1) 核对解释:核对新生儿及其母亲。

(2) 检查新生儿脐部有无感染。

(3) 每日沐浴后暴露脐部,用 75% 乙醇溶液擦净脐带残端,环形消毒脐带根部。(图 8-2)

(4) 脐部有分泌物者,可用 3% 过氧化氢清洗。(图 8-3)

(5) 有脐周红肿者,用 2% 碘酊溶液、75% 乙醇溶液消毒后,可覆盖 75% 乙醇溶液或碘伏纱布。

(6) 指导家长正确的脐部消毒方法,告知其如发现脐部有异味、脓性分泌物或渗血应及时就诊。

(7) 新生儿取舒适卧位,整理床单。

(8) 整理用物:用物按消毒技术规范处理,洗手,记录脐部护理情况。

4. 评价 脐带无异常异味、无脓性分泌物、无渗血;脐部残端已脱落;观察脐周无红肿;护士评估全面、操作熟练,关心新生儿,沟通有效。

【注意事项】

1. 脐带未脱落前,勿强行剥落,结扎线如有脱落应当重新结扎。

2. 脐带应每日护理一次,直至脱落。一般情况不宜包裹,保持干燥,使其易于脱落。

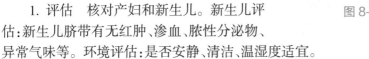

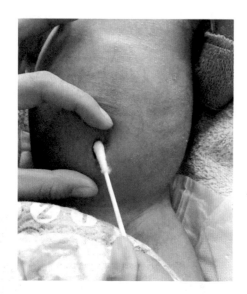 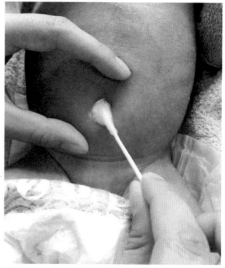

图 8-2　75% 乙醇环形消毒　　　　　　图 8-3　3% 过氧化氢清洗

3. 新生儿使用尿布时,注意勿使其遮住脐部,以免大、小便污染脐部。

【知识链接】

脐部护理方式:

1. 脐带未脱落、已脱落未干的处理

(1) 用蘸有 2% 碘酊棉签,由脐切面消毒至脐根部,继以脐根部为中心,环形向外消毒,直径 6cm;

(2) 75% 乙醇溶液脱碘一次。

2. 脐带已脱落、已干的处理

用蘸有 75% 乙醇溶液棉签由脐根部向外环状消毒,直径 >6cm。

3. 轻度脐炎的处理

(1) 用 3% 过氧化氢溶液清洗脐根部,继用无菌生理盐水清洗。

(2) 用 2% 碘酊从脐根部向外环状消毒,直径 >6cm。

(3) 以 75% 乙醇溶液脱碘消毒 1 次。

4. 重度脐炎的处理

(1) 用 3% 过氧化氢溶液洗净脐部分泌物,继用无菌生理盐水清洗。

(2) 用 2% 碘酊消毒脐部向外消毒至超过红肿范围 2cm。

(3) 用 75% 乙醇溶液脱碘消毒 1 次,最后按医嘱局部滴入抗生素 2~3 滴。

(4) 严重者用红外线灯照射局部或吹氧 20min 后再滴入抗生素,取无菌纱布覆盖,用胶布固定。

5. 肉芽增生的处理

(1) 用无菌生理盐水清洗局部并拭干。

(2) 用棉签蘸 10% 硝酸银溶液点灼 2~3 次,然后用无菌生理盐水清洗。

(3) 用 2% 碘酊溶液消毒脐根部,75% 乙醇溶液脱碘及环形向外消毒周围皮肤,直径 >6cm。

【考核标准】

表 8-1　新生儿脐部护理考核标准(100 分)

项目		分值	考评内容及要求	评分等级			得分	存在问题
				A	B	C		
素质要求		5	衣帽整洁、举止大方、语言恰当、态度和蔼	5	4	3		
评估	新生儿	8	核对新生儿	2	1	0		
			向家属解释目的,取得合作	3	2	1		
			评估新生儿的状况	3	2	1		
	环境	2	室温适宜、光线充足、整洁安静	2	1	0		
准备	操作者	1	修剪指甲、洗手、戴口罩	1	0	0		
	用物	5	备齐用物	5	4	3		
	环境	2	室内温度调节在 24~26℃之间	2	0	0		
	新生儿	2	向产妇解释目的及配合技巧	1	0	0		
			为新生儿更换尿布	1	0	0		
实施	核对解释	5	再次核对新生儿	5	0	0		
	脐部护理	40	合理暴露新生儿脐部(注意保暖)	5	4	3		
			评估脐部情况:有无血肿、渗血、渗液、异常气味、结扎线是否脱落等	9	6	4		
			若新生儿脐带未脱落:左手轻轻上提结扎线暴露脐带根部	7	5	3		
			右手先后用 2% 碘酊、75% 酒精棉签顺逆时针方向交替进行直至干净(每根棉签限用一次、动作轻柔。若新生儿脐带未脱落:环形消毒脐轮及脐带残端;若脐带已脱落,环形由内而外消毒脐部)	9	6	4		
			同时指导教会产妇及家属脐带护理的方法	5	4	3		
			发现异常,遵医嘱给予处理	5	4	3		
	操作后处理	10	为新生儿穿衣	4	3	2		
			清理用物	2	1	0		
			健康教育	2	1	0		
			洗手,记录	2	1	0		

续表

项目		分值	考评内容及要求	评分等级			得分	存在问题
				A	B	C		
评价	新生儿	5	脐带无异常异味、无脓性分泌物、无渗血;脐部残端已脱落;脐周无红肿	5	4	3		
	操作者	5	评估全面,操作熟练	3	2	1		
			关心新生儿,沟通有效	2	1	0		
提问		10	操作目的	2	1	0		
			评估内容	3	2	1		
			指导内容	2	1	0		
			注意事项	3	2	1		

注:A级评分等级表示动作熟练、规范、无漏缺,与新生儿及其母亲沟通自然;B级表示动作欠熟练、规范,有1~2处漏缺,与新生儿及其母亲沟通不自然;C级表示动作不熟练,有3~4处漏缺,与新生儿及其母亲无沟通。

(施阳宁)

实训九

红臀的护理

【临床案例】

小美,女,生后 26 天,因"腹泻 3 天"入院治疗,护士护理时发现小美臀部出现表皮潮红伴有皮疹。(图 9-1)

【实训目的与要求】

1. 掌握红臀护理的操作技术,能运用已学过的知识进行健康教育。

2. 掌握红臀护理的注意事项。

3. 关心爱护婴儿,避免着凉。

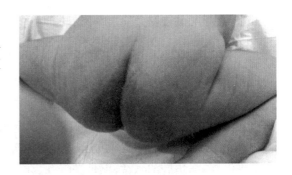

图 9-1 红臀

【实训用物】

治疗车、清洁尿布、盛温开水的面盆、小毛巾、棉签、弯盘、尿布桶、消毒的植物油、鞣酸软膏、红外线灯或鹅颈灯。

【操作流程】

1. 评估 评估患儿的病情、臀部皮肤情况。

评估家属对于臀红护理的了解程度。

2. 准备 环境准备:温度适宜,26~28℃适宜,避免对流风。

护士准备:着装整洁,修剪指甲,洗手,戴口罩。

3. 操作

(1) 携用物至床旁,核对床号、姓名、住院号,解开包被,打开尿裤,露出臀部,以原尿裤上端两角洁净处轻拭会阴及臀部,并以此盖上污湿部分垫于臀部下方。

(2) 若有大便,用温水将臀部洗干净(注意清洗方向:会阴—左侧腹股沟—右侧腹股沟—肛门),并用小毛巾吸干水分。

(3) 用清洁尿布垫于臀下,防止污染床单位,使臀部暴露于空气或阳光 10~20 分钟,注意保暖。

(4) 若红臀严重者也可用红外线灯或鹅颈灯照射臀部,灯泡 25~40W,灯泡距臀部患处30~40cm。

(5) 将蘸有鱼肝油的棉签贴在皮肤上轻轻滚动,均匀涂药后,将棉签放入弯盘。

(6) 给患儿更换尿布(见实训二:一般护理 更换尿布)。

(7) 给患儿拉平衣物,盖好被褥;整理床单位;按照消毒隔离制度处置用物;护士洗手,脱口罩。

【注意事项】

1. 臀部皮肤溃破或糜烂时禁用肥皂水,清洗时用手蘸水冲洗,避免用小毛巾直接擦洗。涂抹油类或药膏,应使棉签贴在皮肤上轻轻滚动,不可上下涂擦,以免加剧疼痛或导致脱皮。

2. 暴露时应注意保暖,避免受凉;照射时,应避免烫伤。

3. 根据臀部皮肤受损程度选择油类或药膏。

4. 保持臀部清洁干燥。

5. 患儿俯卧时要注意防止发生窒息。

【知识链接】

1. 引起红臀的原因:

(1) 由于婴儿皮肤角质层薄嫩,防御功能不够完善,适应能力差,易受损伤而发生感染。

(2) 使用的尿布欠柔软,洗涤不干净,或一次性尿布不透气,不及时更换湿尿布,可导致红臀。

(3) 由于腹泻,大便次数增多,刺激性较强,大便后未及时清洗干净,护理不当或未引起注意,都会引起红臀甚至形成溃疡。

2. 红臀的分度(见实训二:一般护理 更换尿布)。

3. 根据臀部皮肤受损程度选择油类或软膏。轻度红臀,涂紫草油或鞣酸软膏;重Ⅰ度、重Ⅱ度红臀,涂鱼肝油软膏;重Ⅲ度臀红,涂鱼肝油软膏,每日 3 次或 3 次以上。继发细菌或真菌感染时,可用含有效碘 500mg/L 的消毒液冲洗吸干,然后涂咪康唑霜,每日 2 次。

4. 红外线灯或鹅颈灯照射臀部时,灯泡 25~40W,灯泡距臀部患处 30~40cm,照射 10~15 分钟。

【考核标准】

表 9-1 红臀的护理(100 分)

项目		分值	考评内容及要求	评分等级			得分	存在问题
				A	B	C		
素质要求		5	衣帽整洁、举止大方、语言恰当、态度和蔼	5	4	3		
评估	患儿	6	患儿的病情、日龄	3	2	1		
			患儿臀部皮肤情况	3	2	1		
	家长	2	家长对臀部护理的了解程度	2	1	0		
准备	操作者	2	修剪指甲、温水洗净双手、戴口罩	2	1	0		
	用物	3	备齐用物	3	2	1		
	环境	2	室内光线充足、环境清洁、温度 26~28℃	2	1	0		
实施	核对解尿布	6	核对床号、姓名、住院号	3	2	1		
			解开尿布,动作轻、快	3	2	1		
	清洗并暴露臀部	24	清洗臀部方向正确 毛巾吸干,避免擦拭	12	8	4		
			臀下垫清洁尿布,暴露臀部时保持患儿呼吸道通畅 正确掌握暴露时间,注意保暖	12	8	4		

续表

项目		分值	考评内容及要求	评分等级			得分	存在问题
				A	B	C		
实施	照光	8	照光指征 灯泡瓦数选择正确 灯与患儿臀部距离正确 正确掌握照光时间	8	5	2		
	涂药	8	根据红臀分度,选择合适的药物,涂药的手法正确	8	5	2		
	更换尿布	8	方法正确	8	5	2		
	操作后处理	3	妥善安置患儿	3	2	1		
		3	整理用物、洗手、记录	3	2	1		
评价	家长和患儿	5	家长明确臀部护理的重要性	3	2	1		
			患儿臀部皮肤逐渐好转	2	1	0		
	操作者	5	评估全面,方法正确、动作轻巧	3	2	1		
			关心患儿,和家长沟通有效	2	1	0		
提问		10	不同程度红臀的护理要点	5	3	1		
			对相关知识能熟练作答	5	3	1		

注:A级评分等级表示动作熟练、规范、无漏缺,与患儿及其家长沟通自然;B级表示动作欠熟练、规范,有1~2处漏缺,与患儿及其家长沟通不自然;C级表示动作不熟练,有3~4处漏缺,与患儿及其家长无沟通。

(钱丽冰)

实训十

新生儿复苏

【临床案例】

患儿,胎龄 35^{+3} 周,剖宫产娩出后,弹足底无反应,肢端发绀,四肢肌张力松弛,心音低钝,心率 80 次 / 分,呼吸微弱。

【实训目的与要求】

1. 能熟练陈述新生儿复苏的指征和复苏步骤。

2. 能熟练配合医师行新生儿复苏,给予正确的护理。

【实训用物】

新生儿模型、远红外线辐射抢救台、气管插管模型、成套的一次性气管插管、喉镜、简易呼吸器、低压吸痰器、给氧装置、1:10 000 肾上腺素、纳洛酮、5% 碳酸氢钠。

【操作流程】

1. 快速评估　出生后立即用几秒钟的时间快速评估 4 项指标:①足月吗? ②羊水清吗? ③有哭声或呼吸吗? ④肌张力好吗? 如以上 4 项中有 1 项为"否",则进行以下初步复苏。

2. 准备　操作者着装整洁,洗净并温暖双手,备齐用物。调节室温 22~24℃,光线适宜,环境清洁。

3. 操作

(1) 初步复苏

1) 保暖　将新生儿置于远红外辐射保暖台上或采取其他保暖措施。

2) 体位　将新生儿头轻度仰伸,可将肩部略垫高 2~3cm,颈部轻度伸展,使咽后壁、喉和气管成一直线。

3) 吸引　在胎头娩出时助产人员用左手将新生儿鼻、口中的分泌物挤出。娩出后,用吸球或吸管先口咽后鼻腔清理分泌物,动作轻柔;并限制吸管的深度和吸引时间(<10 秒),吸引器的负压不超过 100mmHg。

4) 擦干　快速擦干新生儿全身。

5) 刺激　用手轻拍或手指轻弹新生儿的足底或摩擦背部 2 次以诱发自主呼吸,若无效立即正压通气。

6) 重新摆正体位

(2) 正压通气

新生儿复苏成功的关键是建立充分的正压通气。

1) 指征

① 呼吸暂停或喘息样呼吸。

② 频率 <100 次 / 分。

2) 气囊面罩正压通气

① 通气压力需要 20~25cmH$_2$O 少数病情严重的新生儿可略增加。

② 频率 40~60 次 / 分。

③ 有效的正压通气应显示心率迅速增快、胸廓起伏等。

④ 如正压通气达不到有效通气,需检查面罩的密闭性,是否有气道阻塞或气囊是否漏气。面罩型号应正好封住口鼻为宜,不能盖住眼睛或超过下颌。

⑤ 经 30 秒充分正压通气后,如有自主呼吸,且心率≥100 次 / 分,可逐渐停止正压通气;如自主呼吸不充分,或心率≤100 次 / 分,继续使用气囊面罩,并检查及矫正通气操作;如心率 <60 次 / 分,必须行气管插管正压通气并予胸外心脏按压。

⑥ 持续气囊面罩正压通气(>2 分)可产生胃充盈,应常规经口插入 8F 胃管,用注射器抽气并保持胃管远端处于开放状态。

⑦ 国内使用的新生儿复苏囊为自动充气式气囊(250ml),使用前检查减压阀。有条件最好配备压力表。自动充气式气囊不能用于常压给氧。

3) T- 组合复苏器 T- 组合复苏器是一种气流控制和压力限制的机械装置。

① 指征 用于足月儿和早产儿正压通气。

② 用法 接上电源,氧气由 T- 组合复苏器的气体出口经一个管道输送到新生儿端,与面罩相连使与口鼻密封或与气管导管相连。预先设定吸气峰压(PIP)20~25cmH$_2$O、呼气末正压(PEEP)5cmH$_2$O、最大气道压(安全压)30~40cmH$_2$O。操作者用拇指或示指关闭或打开 T 形管的开口,控制呼吸频率及吸气时间。使氧气直接流入新生儿气道。

③ 由于提供恒定一致的 PEEP 及 PIP,维持功能残气量,更适合早产儿复苏时正压通气的需要。

(3) 喉镜下经口气管插管

1) 气管插管的指征 需要气管内吸引清除胎粪时;气囊面罩正压通气无效或要延长时;胸外心脏按压时;经气管内注入药物时;特殊复苏情况,如先天性膈疝或超低出生体重儿。

2) 准备

① 进行气管插管必需的器械和用品应存放在一起,并处于随时备用状态。

② 常用的气管导管为上下直径一致的直管(无管尖)、不透射线和标有"cm"刻度。如使用金属管芯,不可超过管端。气管导管型号和插入深度的选择方法。(表 10-1)

表 10-1 不同体重新生儿气管导管型号和插入深度的选择

体重(g)	导管内径(mm)	唇 - 端距离(cm)
≤1000	2.5	6-7
1000-2000	3.0	7-8
2000-3000	3.5	8-9
>3000	4.0	9-10

注:唇 - 端距离为上唇至气管导管管端的距离

3) 方法

① 左手持喉镜,使用带直镜片(早产儿用 0 号,足月儿用 1 号)的喉镜进行经口气管插管。将喉镜夹在拇指与前 3 个手指间,镜片朝前。小指靠在新生儿颏部保持稳定,喉镜镜片将舌

推至口腔左边,沿着舌面右边滑入,推进镜片直至其顶端达会厌软骨谷。

② 暴露声门:采用一抬一压手法,轻轻抬起镜片,上抬时需将整个镜片平行朝镜柄方向移动使会厌软骨抬起即可暴露声门和声带。若未完全暴露,操作者可用小拇指或由助手的示指向下稍用力压新生儿的环状软骨使气管轻度下移有助于看到声门。

③ 插入有金属管芯的气管导管,将管端置于声门与气管隆凸之间,接近气管中点。

④ 整个操作要求在 20 秒内完成。

4) 胎粪吸引管的使用

① 施行气管内吸引胎粪时,将胎粪吸引器直接连接气管导管,以清除气管内残留的胎粪。

② 吸引时复苏者用右手示指将气管导管固定在新生儿的上颚,左手示指按压胎粪吸引管的手控口使其产生负压,边退气管导管边吸引,3-5 秒将气管导管撤出。必要时可重复插管再吸引。

5) 确定导管位置正确的方法

① 胸廓起伏对称;② 听诊双肺呼吸音一致,尤其是腋下,且胃部无呼吸音;③ 无胃扩张;④ 呼气时导管内有雾气;⑤ 心率、肤色和新生儿反应好转;⑥ 有条件可使用呼出 CO_2 检测器,有助于判断气管插管位置是否正确。

(4) 喉罩气道

喉罩气道也可用于正压通气。

(5) 胸外心脏按压

1) 指征　充分正压通气30秒后心率仍 <60 次 / 分,在正压通气同时须进行胸外心脏按压。

2) 方法　应在新生儿两乳头连线中点的下方,即胸骨体下 1/3 进行按压。

① 双拇指法:双手拇指端压胸骨,根据新生儿体型不同,双拇指重叠或并列,双手环抱胸廓支撑背部。此法能较好地控制按压深度,并有较好的增强心脏收缩和冠状动脉灌流的效果。(图 10-1)

② 中指、示指法:右手示、中两个手指尖放在胸骨上,左手支撑背部。其特点是不受患儿体型大小及操作者手大小的限制。按压深度约为前后胸直径的1/3,可触及脉搏,效果显著。(图 10-2)

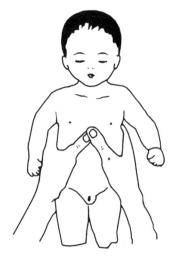

图 10-1　双手拇指按压法

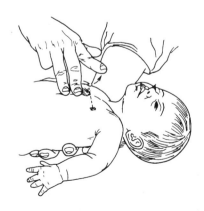

图 10-2　双指按压法

3）胸外心脏按压和正压通气需配合

①胸外心脏按压和正压通气频率比例为 3 : 1。

②30 秒重新评估心率，如心率仍 <60 次 / 分，除继续胸外心脏按压外，考虑使用肾上腺素。

（6）使用药物

在新生儿复苏时，很少需要。新生儿心动过缓通常是因为肺部充盈不充分或严重缺氧，而纠正心动过缓的最重要步骤是充分的正压通气。

1）肾上腺素

①指征：心搏骤停或行正压通气和胸外心脏按压 30 秒后，心率持续 <60 次 / 分。

②剂量：静脉：0.1~0.3ml/kg 的 1 : 10 000 溶液；气管注入：0.5~1.0ml/kg 的 1 : 10 000 溶液，必要时 3~5 分钟重复一次。

③用药方法：首选脐静脉注入，有条件的医院可经脐静脉导管给药。若脐静脉插管操作过程尚未完成，可首先气管内每次注入 1 : 10 000 肾上腺素 0.5~1.0ml/kg，若需重复给药则应选择静脉途径。

2）扩容剂

①指征：有低血容量、怀疑失血或休克的新生儿在对其他复苏措施无反应时考虑扩充血容量。

②扩容剂的选择：可选择等渗晶体溶液，推荐生理盐水。大量失血则需要输血。

③方法：首次剂量为 10ml/kg，经外周静脉或脐静脉（>10 分）缓慢推入。在进一步的临床评估和反应观察后可重复注入 1 次。

④给窒息新生儿和早产儿不恰当的扩容会导致血容量超负荷而发生并发症，如颅内出血等。

3）碳酸氢钠　在新生儿复苏时一般不推荐使用。

（7）复苏后监护

1）复苏后的新生儿可能有多器官损害的危险，应继续监护，包括①体温监测；②生命体征监测；③早期发现并发症。

2）继续监测维持内环境稳定包括：氧饱和度、心率、血压、血细胞比容、血糖、血气分析及血电解质等。

3）复苏后立即进行血气分析有助于估计窒息的程度，及时进行脑、心、肺、肾及胃肠等器官的功能监测，早期发现异常并适当干预，以减少窒息的死亡和伤残。

4）一旦完成复苏，为避免血糖异常，应定期监测血糖，低血糖者静脉给予葡萄糖。如合并中、重度缺氧缺血性脑病者，有条件的单位可给予亚低温治疗。

4. 评价

（1）人员到位，抢救配合默契。各种用物处于备用状态。

（2）新生儿 Apgar 评分准确，抢救流程正确。动作迅速、娴熟。

（3）复苏到位，新生儿呼吸恢复。

【注意事项】

1. 注意保暖，体温尽量维持在中性温度 36.5℃左右，减少耗氧。

2. 密切观察呼吸、心音、面色、末梢循环、神经反射及大小便情况。待呼吸平稳，皮色转红半小时后，停止给氧。呼吸是监护重点，呼吸评分和呼吸次数对复苏后的观察有一定帮助。

【知识链接】

新生儿窒息的预防:

1. 围产保健:加强围产保健,及时处理高危妊娠。

2. 胎儿监护:加强胎儿监护,避免和及时纠正宫内缺氧。

3. 避免难产:密切监测临产孕妇,避免难产。

4. 熟练掌握复苏技术:培训接产人员熟练掌握复苏技术。

5. 配备复苏设备:医院产房内需配备复苏设备,高危妊娠分娩时必须有掌握复苏技术的人员在场。临床复苏时应予注意,气道未清理干净前(尤其是胎粪污染儿),切忌刺激新生儿使其大哭,以免将气道内吸入物进一步吸入肺内。

【考核标准】

表 10-2　新生儿复苏考核标准(100 分)

项目		分值	考评内容及要求	评分等级			得分	存在问题
				A	B	C		
素质要求		5	衣帽整洁、举止大方、语言恰当、态度和蔼	5	4	3		
评估	新生儿	8	新生儿是否足月	2	1	0		
			羊水是否清澈	3	2	1		
			新生儿是否有哭声或呼吸、肌张力如何	3	2	1		
	环境	2	室温适宜、光线充足、整洁安静	2	1	0		
准备	操作者	2	修剪指甲、洗手、戴口罩	2	0	0		
	用物	2	备齐用物	2	0	0		
	环境	1	安静、整洁,酌情关门窗、调节室温	1	0	0		
实施	初步复苏	10	保暖	2	1	0		
			体位(头轻度仰伸,肩部略垫高)	3	2	1		
			吸引(清除口鼻分泌物)	2	1	0		
			擦干新生儿全身、刺激足底或摩擦背部以诱发自主呼吸;重新摆正体位	3	2	1		
	正压通气	8	正压通气的指征、气囊面罩正压通气的方法	8	6	4		
	气管插管	8	气管插管的指征、方法以及确定导管位置正确的方法	8	6	4		
	胸外心脏按压	8	胸外心脏按压的指征、方法以及胸外心脏按压和正压通气频率比例	8	6	4		
	给予药物	8	肾上腺素、扩容剂及碳酸氢钠的使用指征、剂量、用药方法	8	6	4		

续表

项目		分值	考评内容及要求	评分等级			得分	存在问题
				A	B	C		
实施	复苏后监护	8	生命体征、氧饱和度、血细胞比容、血气分析、电解质及血糖监测	8	6	4		
	操作后处理	10	清理用物,整理床单元	6	3	2		
			洗手,记录	4	1	0		
评价	新生儿	5	复苏到位,新生儿呼吸恢复	5	3	1		
	操作者	5	评估全面,方法正确、动作轻巧	5	3	1		
提问		10	复苏后监护的内容	5	3	1		
			对相关知识能熟练作答	5	3	1		

注:A 级评分等级表示动作熟练、规范、无漏缺;B 级表示动作欠熟练、规范,有 1~2 处漏缺;C 级表示动作不熟练,有 3~4 处漏缺。

（武　江）

实训十一

桡动脉穿刺

【临床案例】

新生儿,因"呻吟不安 1 小时余"入院,入院后医嘱予血气分析,需抽取血气标本。

【实训目的与要求】

1. 学会桡动脉穿刺方法。

2. 关心爱护新生儿,体现爱婴观念。

【实训用物】

检验条形码、1ml 或 2ml 注射器、头皮针(5.5)、淡肝素、橡皮塞、皮肤消毒液、棉签、棉球、胶布、弯盘、锐器盒、体温表、手消毒剂。(图 11-1)

【操作流程】

1. 评估　新生儿病情、意识、生命体征、正在进行的治疗(氧疗)、肢体活动、动脉搏动情况,穿刺部位皮肤情况(有无水肿、结节、疤痕、伤口等)。

2. 准备　操作者着装整洁,洗手,戴口罩,备齐用物。调节室温 22~24℃,光线适宜,环境清洁。新生儿取舒适体位。

3. 操作

(1) 核对解释:核对医嘱、检验条形码,双人核对新生儿床号、姓名、住院号,告知(家长)动脉穿刺的目的和配合方法以及穿刺后注意事项。

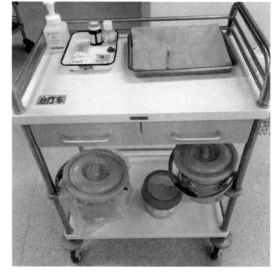

图 11-1　用物准备

(2) 选取动脉:桡动脉。做 Allen 试验,如阴性,可行操作。

(3) 用 1ml 或 2ml 消毒注射器抽取稀释好的肝素溶液使针管全部湿润,将多余肝素全部排出,针管内死腔残留的肝素即可以抗凝。

(4) 操作者固定新生儿前臂与手,使手腕伸展、平放,掌面向上。

1) 用触诊法或根据解剖定位确定桡动脉位置。(图 11-2)

2) 常规消毒穿刺点及附近皮肤(以动脉搏动最强点为圆心,直径大于 5cm)。消毒操作者左手示指和中指以固定穿刺的动脉。(图 11-3)

(5) 进针

1) 见回血时可固定,抽取 0.5~2ml 的动脉血,拔出针头,立即刺入橡皮塞,隔绝空气。

2）将注射器在双手中来回搓动,使肝素与血液充分混匀。(图 11-4)

3）助手压迫穿刺部位时间 5~10min。(图 11-5)

4）再次核对医嘱、新生儿信息、标本及条形码,填写体温、吸氧浓度后立即送检。(图 11-6)

5）协助新生儿取舒适体位,处置用物,洗手,记录。

4. 评价

桡动脉定位准确,严格执行无菌技术,血标本采集顺利,无空气进入。

【注意事项】

1. 采血应在新生儿安静时进行,因哭闹、

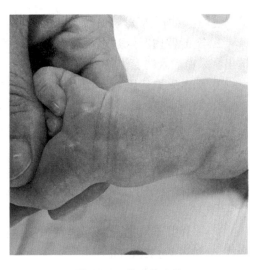

图 11-2　桡动脉定位

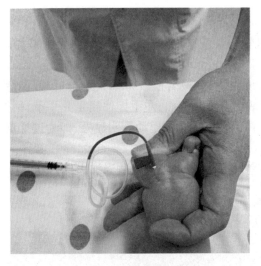

图 11-3　穿刺留取血标本

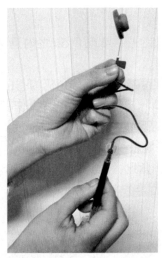

图 11-4　针头刺入橡皮塞

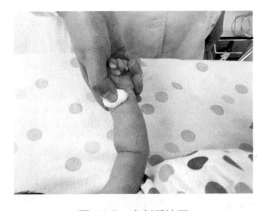

图 11-5　穿刺后按压

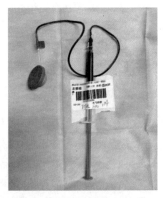

图 11-6　待送检的血标本

屏气、挣扎等均直接影响血气的数据,特别是氧分压。

2. 注射器内肝素过多可导致血 pH 值和 $PaCO_2$ 偏低,采血前应将注射器内过多的肝素排出。采血后及时套上橡皮塞密封,否则气泡进入血样会造成 PaO_2 增高和 $PaCO_2$ 降低。

3. 标本采取后因立即送检,若不能立即送检或测定时,应置于 0~4℃的冰箱内保存,但亦应在 2 小时内送检。

4. 拔除穿刺针后需按压足够长的时间,一般不少于 5 分钟。凝血功能障碍需延长按压时间,必要时加压包扎。

5. 若需频繁抽动脉血气、换血、监测动脉有创血压,可用留置针穿刺,用含肝素 0.5~1U/ml 的 0.9% 氯化钠按 1ml/h 的速度滴注,以保持管道通畅。

【知识链接】

1. 稀释肝素液的配制方法及浓度:将 1 支肝素钠(2ml/12 500U)加入 50ml0.9% 氯化钠中摇匀,浓度为:250U/ml。

2. Allen 试验

方法:双手同时按压桡动脉和尺动脉,阻断其血流,此时手掌变白,放松尺动脉,仍压住桡动脉,观察手掌颜色变化。

结果:

(1)阴性:若手掌颜色 5s 之内迅速变红或恢复正常,说明桡 - 尺吻合血液循环良好,可行动脉穿刺。

(2)阳性:若 5s 手掌颜色仍为苍白,说明桡 - 尺吻合血液循环不良,禁止桡动脉穿刺置管。

3. 桡动脉定位:①触摸法:操作者站在新生儿侧面,左手握住新生儿手掌,稍往下压,使掌面朝上,绷紧皮肤,充分暴露桡动脉,右手触摸桡动脉搏动最明显处,即为进针点。②腕部近端第二条腕横纹的上方。

4. 进针角度:针与皮肤呈 15°~30° 刺入,肥胖者进针角度适当加大,约 20°~30°。

【考核标准】

表 11-1 桡动脉穿刺操作考核标准(100 分)

项目		分值	考评内容及要求	评分等级			得分	存在问题
				A	B	C		
素质要求		5	衣帽整洁、举止大方、语言恰当	5	4	3		
评估	新生儿	8	核对新生儿姓名、床号、住院号	2	1	0		
			新生儿病情、生命体征、动脉搏动情况	3	2	1		
			穿刺部位皮肤情况	3	2	1		
	环境	2	室温适宜、光线充足、整洁安静	2	1	0		
准备	操作者	1	修剪指甲、洗手、戴口罩	1	0	0		
	用物	3	备齐用物:检验条码、肝素稀释液湿润的注射器、针头、橡皮塞、皮肤消毒剂、棉签、治疗盘、体温表	3	2	1		
	新生儿	1	舒适平卧位、测量体温	1	0	0		

项目		分值	考评内容及要求	评分等级			得分	存在问题
				A	B	C		
实施	核对	2	再次核对新生儿姓名、床号、住院号	2	1	0		
		3	核对医嘱	3	2	1		
	选择穿刺部位	5	穿刺部位为桡动脉	2	1	0		
			用触诊法或根据解剖位置确定桡动脉位置	3	2	1		
	标本留取及送检	40	消毒:消毒穿刺点皮肤(以动脉搏动最强点为圆心,直径大于5cm)	5	3	2		
			固定:消毒的食指和中指固定穿刺的动脉	3	2	1		
			穿刺:另一手持注射器,在搏动最明显处进针,在两手指间垂直或呈20°穿刺入动脉	10	6	4		
			采血:穿刺成功,动脉血自然流出,采集0.5~2ml的血液后拔针	10	6	4		
			压迫:棉签压迫穿刺点至少5min并观察有无血肿	4	3	2		
			标本处理:针头立即插入橡皮塞内隔绝空气,注射器在手掌来回搓动	5	3	2		
			送检:填写新生儿体温和吸入氧浓度,立即送检	3	2	1		
	操作后处理	10	新生儿取舒适体位	3	2	1		
			处理用物	4	3	2		
			洗手,记录	3	2	1		
评价	新生儿	5	关爱新生儿,哭闹时有语言交流	5	3	2		
	操作者	5	定位准确,动作规范	3	2	1		
			遵守无菌原则	2	1	0		
提问		10	Allen试验的方法	3	2	1		
			采集动脉血气分析标本的注意事项	3	2	1		
			桡动脉定位方法	4	3	2		

注:A级评分等级表示动作熟练、规范、无漏缺,与新生儿及其家属沟通自然;B级表示动作欠熟练、规范,有1~2处漏缺,与新生儿及其家属沟通不自然;C级表示动作不熟练,有3~4处漏缺,与新生儿及其家属无沟通。

(黄　霞)

实训十二

头皮静脉输液

【临床案例】

某患儿,3岁,肺炎入院,遵医嘱实施抗生素头皮静脉输液。

【实训目的与要求】

1. 补充液体、营养,维持体内电解质平衡。

2. 使药物快速进入体内。

3. 能关心体贴患儿,进行有效沟通。

【实训用物】

输液器、液体及药液、治疗盘:内置消毒液、棉签、弯盘、胶布、头皮针(4~5.5号)、无菌巾内放入已吸入生理盐水或10%葡萄糖2ml的注射器、剃刀、污物杯、肥皂、纱布,必要时备约束带。

【操作流程】

1. 评估　核对患儿和药物。了解患儿病情、年龄、意识状态、对输液的认识程度、心理状态,观察穿刺部位的皮肤及血管状况;两人核对医嘱、评估药物的使用剂量、副作用等。

2. 准备　操作者着装整洁,洗净并温暖双手,备齐用物。室温适宜,光线明亮,环境清洁。向家长解释,以取得合作。协助患儿排尿。护士自身洗手、戴口罩。

3. 操作

(1) 核对解释:核对患儿,根据患儿的年龄做好解释工作,使家长了解并配合。

(2) 检查药液及输液器、注射器质量,检查日期有无过期。

(3) 根据医嘱打印(或填写)输液瓶签,核对、粘贴输液瓶签在输液瓶上,常规消毒加药输液瓶。在液体瓶标签上注明床号、姓名、药名、剂量、浓度、加药时间并加药者签名。

(4) 携用物至患儿床旁,核对患儿,再次核对药液,将输液瓶挂于输液架上,(或输液泵)排尽空气。

(5) 将枕头放在床沿,使患儿横卧于床中央,必要时全身约束法约束患儿。穿刺者位于患儿头端,选择静脉,必要时顺头发方向剃净局部头发。(图12-1)。

(6) 局部消毒皮肤后(图12-2),用注射器抽取适量生理盐水接上头皮针,排尽气体后,一手绷紧

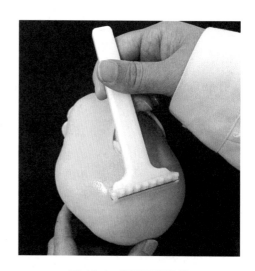

图12-1　剃净局部头发

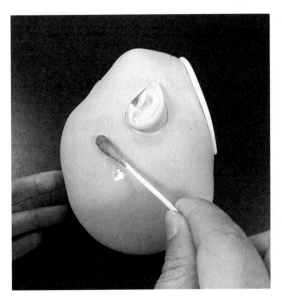

图 12-2　局部消毒

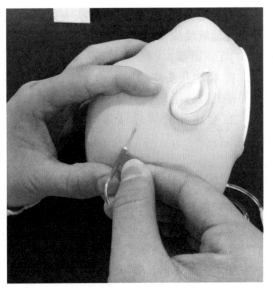

图 12-3　静脉穿刺方向

血管两端皮肤,另一手持针在距静脉最清晰点向后移 0.3cm 处将针头沿静脉向心方向平行刺入皮肤(图 12-3),然后将针头稍挑起,沿静脉走向徐徐刺入,见回血后推液少许,如无异常,用输液贴固定。

(7) 取下注射器,将头皮针与输液器连接处充满液体后再连接,防止气体进入,根据病情及药物调节滴速,适当固定输液皮条,防止滑脱。

(8) 帮助患儿取舒适卧位,整理用物。填写输液观察卡并注明输液时间、药物、滴速、签名。

(9) 输液完毕,夹闭输液导管,轻轻揭开输液贴,用无菌干棉球轻压穿刺点上方,快速拔针,按压片刻至无出血。帮助患儿取舒适卧位,整理用物。按医疗垃圾分类处理。

4. 评价　操作熟练、流畅,注意无菌原则;注意与患儿及家长的解释和沟通;注意输液过程中的观察和故障排除。

【注意事项】

1. 严格执行查对制度和无菌技术操作原则,注意药物配伍禁忌。

2. 针头刺入皮肤,如未见回血,可用注射器轻轻抽吸以确定回血;因血管细小或充盈不全而无回血者,可试推少量液体,如畅通无阻,皮肤无隆起及变色现象,且点滴顺利,证实穿刺成功。

3. 穿刺中注意观察患儿的面色和一般情况。

4. 根据患儿病情、年龄、药物性质调节输液速度,观察输液情况,如速

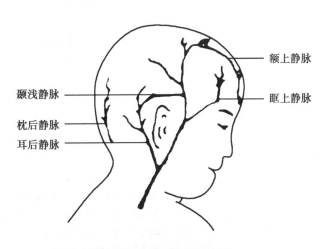

图 12-4　头皮静脉示意图

度是否合适,局部有无肿胀,针头有无移动、脱出,瓶内溶液是否滴完,各连接处有无漏液,以及有无输液反应发生。

【知识链接】

1. 婴幼儿头皮静脉极为丰富,分支甚多,互相沟通交错成网且静脉表浅,易于固定,方便婴幼儿肢体活动。

2. 婴幼儿静脉输液多采用头皮静脉,常选用额上静脉,颞浅静脉及耳后静脉等。(图 12-4)

【考核标准】

表 12-1 头皮静脉输液考核标准(100 分)

项目		分值	考评内容及要求	评分等级			得分	存在问题
				A	B	C		
素质要求		5	衣帽整洁、举止大方、语言恰当、态度和蔼	5	4	3		
评估	患儿	8	核对患儿	2	1	0		
			患儿年龄、合作程度	3	2	1		
			患儿病情、身体状况	3	2	1		
	环境	2	室温适宜、光线充足、整洁安静	2	1	0		
准备	操作者	1	修剪指甲、洗手、戴口罩	1	0	0		
	用物	1	备齐核对用物	1	0	0		
	环境	1	安静、整洁、酌情关门窗、调节室温	1	0	0		
	患儿	2	核对患儿,向家长解释	1	0	0		
			协助患儿排尿,必要时约束患儿	1	0	0		
实施	核对配药	5	洗手	2	1	0		
			再次三查八对、根据医嘱消毒、加药	3	2	1		
	静脉输液	5	核对患儿,再次核对药液、排尽空气	2	1	0		
			评估患儿头皮血管情况	3	2	1		
		45	选择静脉,必要时顺头发方向剃净局部头发	5	4	3		
			穿刺者立于患儿头部,消毒头部,用注射器抽取适量生理盐水接上头皮针,排尽气体后,一手绷紧血管两端皮肤,另一手持针在距静脉最清晰点后移 0.3cm 处将针头沿静脉向心方向平行刺入皮肤,然后将针头稍挑起,沿静脉走向徐徐刺入,见回血后推液少许,如无异常,用输液贴固定	8	6	4		

项目		分值	考评内容及要求	评分等级			得分	存在问题
				A	B	C		
实施	静脉输液	45	取下注射器,将头皮针与输液器连接处充满液体后再连接,防止气体进入	5	4	3		
			根据病情及药物调节滴速,适当固定输液皮条,防止滑脱	8	6	4		
			帮助患儿取舒适卧位,整理用物。填写输液观察卡	9	6	4		
			输液完毕,夹闭输液导管,轻轻揭开输液贴,用无菌干棉球轻压穿刺点上方,快速拔针,按压片刻至无出血。	5	4	3		
	操作后处理	10	帮助患儿取舒适卧位	4	3	2		
			整理用物,整理床单元	4	3	2		
			医疗垃圾分类处理,洗手	2	1	0		
评价	操作者	10	评估全面,严格核对制度	3	2	1		
			遵守无菌原则、操作熟练、流畅	2	1	0		
			注意输液过程中的观察和故障排除	3	2	1		
			注意与患儿及家长的解释和沟通	2	1	0		
提问		10	为什么婴幼儿多选择头皮静脉输液?	5	3	1		
			对相关知识能熟练作答	5	3	1		

注:A级评分等级表示动作熟练、规范、无漏缺,与患儿及家长沟通自然;B级表示动作欠熟练、规范,有1~2处漏缺,与患儿及家长沟通不自然;C级表示动作不熟练,有3~4处漏缺,与患儿及家长无沟通。

(李晶晶)

实训十三

新生儿 PICC 置管术

【临床案例】

早产儿,男,胎龄 27 周,出生体重 1600g,需要静脉内营养,根据患儿情况行 PICC 置管术。

【实训目的与要求】

1. 正确配合新生儿 PICC 置管操作,PICC 导管输液成功,输液顺利通畅。

2. 明确新生儿 PICC 置管术的适应证及注意事项。

3. 操作轻柔、能体现出良好的职业道德和爱婴观念。

【实训用物】

新生儿模型、新生儿辐射台、PICC 导管包,PICC 无菌穿刺包,20ml 无菌注射器 2 副,生理盐水,肝素盐水,透明贴膜,无菌手套,皮尺,止血带,0.5% 碘伏,75% 酒精,胶带,弯盘,肝素帽。

【操作流程】

1. 评估 评估患儿的病情、年龄、营养状况、穿刺部位的皮肤、血管状况、肢体的活动度;患儿的合作程度;家长知情同意书签署情况。

2. 准备 操作者着装整洁,备齐用物。调节室温 24~26℃,光线适宜,关闭门窗,操作前操作室紫外线照射 30 分钟。患儿仰卧于远红外辐射台。

3. 操作

(1)测量定位

1)选择静脉及穿刺点:了解静脉走向及静脉情况,避免在瘢痕及静脉瓣处穿刺。

2)测量预置导管长度:测量时手臂外展 90°,从预穿刺点沿静脉走向到右侧胸锁关节(图 13-1)。

3)测量双侧臂围(肘窝上两横指),记录(图 13-2)。

(2)消毒皮肤 打开 PICC 包,戴无菌手套,准备肝素帽,抽生理盐水,将第一块治疗巾铺在患儿手臂下。穿刺点消毒:先用 75% 酒精棉签三遍清洁脱脂,再用碘伏棉签三遍消毒穿刺侧的肢体(范围:上至腋窝下至指尖),待干。

(3)建立无菌区 更换手套,铺第二块治疗巾,扩大无菌区,铺洞巾,暴露穿刺部位。

(4)修剪导管、冲管 用专用切管刀以 90° 剪短导管,比预计长度长 2-3cm,用生理盐水预冲导管(图 13-3)。

(5)穿刺 再次核对后,助手协助扎止血带,操作者取穿刺针,活动套管,穿刺见回血后放低穿刺角度,推进导引套管,确保导引套管进入静脉(图 13-4)。左手食指固定导引管避免移位,中指压在套管尖端所处的血管上,以减少血液流出。助手松开止血带。操作者从导引

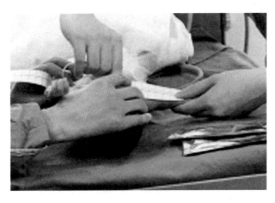

图 13-1　测量预置导管长度

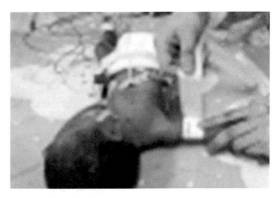

图 13-2　测量双侧臂围

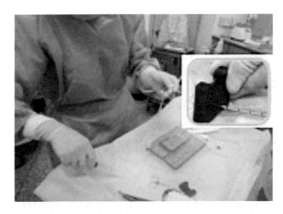

图 13-3　修剪导管、冲管

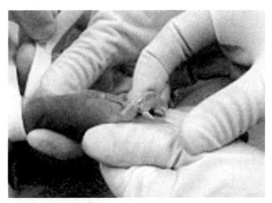

图 13-4　穿刺

套管中抽出穿刺针。

(6) 送管　用镊子夹住导管尖端,用力均匀缓慢地将导管置入静脉(图 13-5),当导管进入肩部时(约 5cm 左右),助手协助患儿头转向穿刺侧,下颌靠肩,以防导管误入颈静脉;导管置入预计长度,指压套管端静脉以稳定导管,从静脉内退出导引套管。分离导引套管并从置入的导管上剥下,将导管置入预计的长度。

(7) 抽吸封管　用装有生理盐水的注射器抽吸回血,并注入生理盐水。确定通畅后,连接肝素帽,用肝素盐水(5~10U/ml)正压封管(注射器≥10ml)。

(8) 固定

1) 固定圆盘。

2) 用碘伏再次消毒穿刺点周围皮肤,固定导管,穿刺点上方放置 2cm×1cm 小纱布吸收渗血。

3) 体外导管放置呈"S"状弯曲。

4) 3M 透明敷贴覆盖体外导管及圆盘,外加弹力绷带加压包扎穿刺点处(图 13-6)。

(9) 整理　给患儿取舒适体位。整理用物,洗手。

(10) 定位记录　X 线检查以确定导管尖端位置。记录置入导管的长度、胸片位置;导管的型号、规格、批号;所穿刺的静脉名称、臂围;穿刺过程描述,是否顺利等。

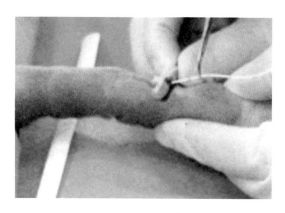

图 13-5　送管

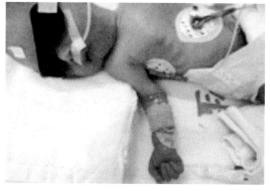

图 13-6　固定

4. 评价　PICC 导管穿刺成功,输液顺利通畅;严格无菌操作;操作者操作轻柔、能体现出良好的职业道德和爱婴观念。

【注意事项】

1. 患儿手臂与身体成 90 度,全过程严格无菌操作。

2. 推进导管头部到达患儿肩部时,将患儿头向穿刺侧转 90 度并低头(用下颌贴近肩部)。

3. 推进液体的注射器不应小于 10ml,冲管必须以脉冲方式,并用肝素稀释液正压封管。

【知识链接】

1. PICC 是一种经肘前的外周静脉穿刺,置入中心静脉处的导管。可以较长时间留置使用,用于输液、输血、取血等多种静脉治疗。PICC 使用安全、效果良好、操作快捷、维护简便,可以消除反复穿刺的痛苦,保护外周静脉,大幅度提高患者的生活质量。

2. 目的

(1) 用于 5 天以上 1 年以内的持续或间歇性的中长期静脉治疗。

(2) 输注高渗性、有刺激性的药物。

(3) 反复输血、输血制品和抽血。

(4) 大大降低护理工作量,同时减轻患者痛苦,提高患者的生活质量。

3. 适应证

(1) 有缺乏外周静脉通道的倾向。

(2) 需输注刺激性药物(如化疗等)。

(3) 需输注高渗性或黏稠性液体(如 TPN 等)。

4. 禁忌证:

(1) 预定插管途径有感染源。

(2) 预定插管途径有外伤史、血管外科手术史、放射治疗史、静脉血栓形成史等既往史。

(3) 肘部血管条件过差,不能确认穿刺静脉。

(4) 有严重的出血性疾病。

【考核标准】

表 13-1　新生儿 PICC 置管术考核标准(100 分)

项目		分值	考评内容及要求	评分等级			得分	存在问题
				A	B	C		
素质要求		5	衣帽整洁、举止大方、语言恰当、态度和蔼	5	4	3		
评估	患儿	7	患儿的病情、年龄、营养状况	2	1	0		
			穿刺部位的皮肤、血管状况、肢体的活动度	3	2	1		
			患儿的合作程度	2	1	0		
	环境	2	光线充足、整洁安静	2	1	0		
准备	操作者	1	修剪指甲、洗手、戴口罩	1	0	0		
	用物	1	备齐用物	1	0	0		
	环境	2	调节室温 25~28 ℃ 及湿度 55%~60%,预热辐射保暖台 32~34℃	2	1	0		
	家长和患儿	2	家长知情同意书签署情况	1	0	0		
			患儿仰卧,安置于远红外辐射台	1	0	0		
实施	测量定位	8	选择静脉及穿刺点:了解静脉走向及静脉情况,避免在瘢痕及静脉瓣处穿刺	3	2	1		
			测量预置导管长度:测量时手臂外展 90°,从预穿刺点沿静脉走向到右侧胸锁关节	3	2	1		
			测量双侧臂围(肘窝上两横指),记录	2	1	0		
	消毒皮肤	6	消毒前准备:打开 PICC 包,戴无菌手套,准备肝素帽,抽生理盐水,将第一块治疗巾铺在患儿手臂下	2	1	0		
			穿刺点消毒:先用 75% 酒精棉签三遍清洁脱脂,再用碘伏棉签三遍消毒穿刺侧的肢体(范围:上至腋窝下至指尖),待干	4	3	2		
	建立无菌区	2	更换手套,铺第二块治疗巾,扩大无菌区	1	0	0		
			铺洞巾,暴露穿刺部位	1	0	0		

项目		分值	考评内容及要求	评分等级			得分	存在问题
				A	B	C		
	修剪导管、冲管	3	用专用切管刀以 90° 剪短导管,比预计长度长 2~3cm	2	1	0		
			生理盐水预冲导管	1	0	0		
	穿刺	9	再次核对后,助手协助扎止血带	1	0	0		
			取穿刺针活动套管	1	0	0		
			穿刺,见回血后放低穿刺角度,推进导引套管,确保导引套管进入静脉	3	2	1		
			左手食指固定导引管避免移位,中指压在套管尖端所处的血管上,以减少血液流出	3	2	1		
			助手松开止血带	1	0	0		
实施	送管	9	用镊子夹住导管尖端,用力均匀缓慢地将导管置入静脉	2	1	0		
			当导管进入肩部时(约 5cm 左右),助手协助患儿头转向穿刺侧,下颌靠肩,以防导管误入颈静脉	4	3	2		
			导管置入预计长度,指压套管端静脉以稳定导管,从静脉内退出导引套管	2	1	0		
			分离导引套管并从置入的导管上剥下,将导管置入预计的长度	1	0	0		
	抽吸封管	6	用装有生理盐水的注射器抽吸回血,并注入生理盐水(注射器≥10ml)	4	3	2		
			连接肝素帽,用肝素盐水(5~10U/ml)正压封管	2	1	0		
	固定	8	固定圆盘	2	1	0		
			用碘伏再次消毒穿刺点周围皮肤,固定导管,穿刺点上方放置 2cm×1cm 小纱布吸收渗血	2	1	0		
			体外导管放置呈"S"状弯曲	2	1	0		
			3M 透明敷贴覆盖体外导管及圆盘,外加弹力绷带加压包扎穿刺点处	2	1	0		

续表

项目		分值	考评内容及要求	评分等级			得分	存在问题
				A	B	C		
实施	操作后处理	9	X 线拍片确定导管尖端位置并记录检查结果	3	2	1		
			给患儿取舒适体位	2	1	0		
			整理辐射台、清理用物	1	0	0		
			记录置入导管的长度、胸片位置；导管的型号、规格、批号；所穿刺的静脉名称、臂围；穿刺过程描述——是否顺利等	3	2	1		
评价	PICC 导管	5	PICC 导管穿刺成功	3	2	1		
			输液顺利通畅	2	1	0		
	操作者	5	严格无菌操作	3	2	1		
			操作轻柔、能体现出良好的职业道德和爱婴观念	2	1	0		
提问		10	PICC 概念	5	3	1		
			对相关知识能熟练作答	5	3	1		

　　注：A 级评分等级表示动作熟练、规范、无漏缺，爱婴观念强；B 级表示动作欠熟练、规范，有 1~2 处漏缺，爱婴观念欠缺；C 级表示动作不熟练，有 3~4 处漏缺，无爱婴观念。

（朱竹青）